改善痠痛立即有效

伸展拉筋 + 穴位按摩

經絡按摩拉筋操

只要五分鐘，按對穴位、做對操，
快速解決下背痛、胸悶、失眠、痠麻等困擾。

資深瑜伽講師&運動科學碩士
瑜伽女王 蔡祐慈——著

晨星出版

身心靈的平衡，就是健康！

　　我幾乎每天都會運動，週一到週五從不例外；尤其喜歡在早上運動，因為它帶給我一整天的能量。但在一整天忙碌過後，不僅能量用盡，更經常感覺全身痠痛，頭昏腦脹，尤其是每個星期一。相信很多人和我有相同的感覺。

　　我比許多人幸運的是，幾年前辦公室同事組織社團活動，每週有一小時的瑜伽練習，我們開始接受蔡老師的指導，慢慢學習及了解瑜伽。老師從來不期望我們成為瑜伽大師，她希望我們能夠透過瑜伽，經由正確的體位法，學習更深層的呼吸，進而能讓身體與心靈全然放鬆，在無雜念的當下享受身心靈的平衡。

　　老師上課時都會很認真的解釋每一個動作鍛鍊的重點與功效，並且很有耐心的指導我們完成動作，我與同仁們都受益良多。

　　練習瑜伽，和許多運動相同，可以提高我們的體適能，讓我們的肌耐力、柔軟度與心肺功能有所提昇；而且老師傳遞給我們更重要的觀念是練習瑜伽的終極目標——提高身體的自覺度，在核心肌群強化的前提下，隨時保持身心的平靜與放鬆，自然就能擺脫一切不必要的痠痛。

　　追隨老師的瑜伽課程已有一段時間，這段期間老師不曾懈怠，也始終沒有忘記她希望以「推廣運動與健康」的人生志業，先後完成了數本瑜伽相關的著作，造福許多讀者。

　　為了讓更多人從較為簡易的動作入門，老師特別再出版了本書，我希望大家真的可以試試看，持之以恆的練習，一定能從中體會到好處，更能享受健康人生！

　　　　　　瑞士銀行台灣區總經理暨財富管理執行長　陳允懋

調養經絡，啟動神奇自癒力

　　回想起童年時期的我，是個不折不扣的藥罐子，皮膚過敏、感冒發燒、生理痛、心悸、胃脹、失眠……，這些身體的疑難雜症幾乎是我的生活日常，媽媽和奶奶帶著我遍尋不著良醫，疾病一直無法根除，只好不停的看病、拿藥，一年之中，有超過一半的時間必須服藥。醫生安慰說道：「長大後體質就會改善。」但一直到大學時期卻仍未見起色，一度我以為此生就只能跟這些身體問題共存。直到偶然認識了瑜伽，人生才一步步走向救贖之路。

　　今日的我過著不生病的生活，可說是**健康逆轉勝**，推廣健康成了我的志業，大學及研究所時期學習生理學、解剖學、心理學，接著投入鑽研中醫經絡與瑜伽的融合，近年更走向能量與心念的療癒，二十多年來，致力於結合應用各種方法，幫助人們重獲身心靈全方位的健康。我在演講時，總會如此介紹自己：「我是健康的代言人，不是因為特別健康，而是從小體弱多病，如今終於能體會真正的健康，這一連串重獲新生的旅程，正是造就我成為療癒工作者的重要養分。」如果我能，你一定也能！

　　我們需要先有一個認知，疼痛不適時，吃藥只是抑制症狀，讓身體暫時舒服一些，但卻也阻斷了身體對大腦提出的警訊，身體不舒服的部位是想告訴我們：「親愛的主人，這裡有點狀況喔！拜託你改變一下日常習慣來幫幫我！」此時，若是我們願意停下腳步來傾聽，好好關照問

題的根源，站起來，針對問題點拉拉筋，輔以穴點按摩，疏通堵塞的氣結，使經絡流通恢復順暢，不適症狀大多能立即得到改善。

修習瑜伽使我的身心靈不斷提昇，當我發現瑜伽和經絡密切融合對於養身有著莫大的助益時，我出版了《人體經絡瑜伽》，期望可以讓更多人理解經絡的奧妙之處，以及它對人體健康的神奇影響力。但許多親朋好友看到的第一個反應是「哇塞！好厲害！」緊接著下一句卻是「這我哪有辦法呀！」我深深體會到，原來我和學生們看似稀鬆平常的瑜伽體位法，在一般大眾眼中是如此遙不可及，於是我決定著手撰寫此書，希望所有未接觸過瑜伽的一般大眾，也能體驗疏通經絡後，身體所能展現的驚人自我療癒功能。

這本書可以隨時帶在身邊，一有不適症狀時，翻開來，找幾個動作，拉拉筋，按按摩；也可放在床邊，早上醒來先伸展伸展筋骨，讓整個早晨都充滿活力；睡不著時，伸伸懶腰，當作睡前靜心儀式，使身體肌肉處於放鬆狀態，幫助入睡。

與其強忍疼痛，抓緊時間努力工作，卻把賺來的財富，用來跑醫院、找醫生，維修自己的身體，不如從今天開始，稍稍改變生活習慣，經常與自己的身體溝通對話，一有機會就動一動。即使是抽不出時間運動的人，也可以將瑜伽融入生活，活絡全身氣血循環，啟動人體本就存在的強大自癒力，身心安適的度過每一天。

只要五分鐘，
讓僵硬的身體動起來吧！

　　每天一覺醒來，我們可能會面對起而不醒、精神不振和起床氣等問題。工作中，頭腦昏沉、提不起勁也是常有的事，好不容易能很帶勁的、認真的坐在電腦前工作個幾小時，又發現肩頸僵硬了起來；回到家後發現全身痠緊疲憊，躺在床上又無法完全放鬆入睡。即便是有規律運動習慣、身體無特殊疾病的人，也難免遇到這些問題。

　　人類本身就是動物，造物者設計的人類是需要用身體活動來適應生活的，遠古時代的人類為了謀生，必須上山下海覓食，並躲避其他動物或環境的侵害——一個野人若遇上一隻飢餓的獅子，他只有「戰」或「逃」兩種選擇，無論如何都得靠著身體活動來面對壓力；反觀現代人，科技取代了大部分的勞力工作，便利的生活使得人類漸漸忘了動物需要大量活動的本質。久坐、久站、固定單一方向動作、缺乏運動的生活是嚴重違反自然法則的，所以文明病也跟著與日俱增，像是身體上的僵硬痠痛、身體關節提早退化、心血管疾病、癌症等等都接踵而至，這就是「不動」所造成的問題根源。

　　「運動」應該是人類生活的一部分。

　　但現實忙碌的生活中，許多人在體力上及時間上並無法擁有完整的時間從事像「運動333」（每週運動三次，每次至少三十分鐘，心跳率達一百三十下）那樣的規律運動，所以專家學者就建議，以累積的方式來達到每日所需的身體活動，每次五分鐘，每天累積三十分鐘

到一小時的活動量，也能使身體保持健康有活力。

　　要如何累積這些活動量？除了在上下班通勤途中刻意安排十分鐘步行時間之外，本書所介紹的經絡按摩拉筋操即是非常棒的選擇。拉筋操對我來說，就像口渴了倒杯水來喝、想上廁所會暫停手邊所有動作，起身去上洗手間一樣的稀鬆平常。

　　起床時可以拉拉筋來提神醒腦；坐久了，身體僵硬疲勞時拉拉筋；手痠了、腳麻了拉拉筋；頭重頭痛拉拉筋；睡不著覺拉拉筋，零碎的時間，如等公車、坐捷運、到茶水間倒水時、看電視、睡前都可以多加利用，累積這些零碎的時間，要達到三十分鐘以上的活動量絕對不是難事！拉筋可以立即緩解當下的不適，也能循序漸進的根除肩、頸、脊椎、手部、腿部等疼痛僵硬的相關疾病，一舉數得，又簡易上手，何樂而不為！

　　本書針對消除現代人最常見的十種疑難雜症，分別設計了幾套拉筋操及穴點按摩法，也編寫了適合特定族群的拉筋操，可以先將所有動作瀏覽一遍，再針對自己的需求，熟記專屬的動作，隨時隨地動一動。

　　可將本書放在垂手可得的地方，一有空檔就翻個幾頁，選幾個動作拉一拉。若能空出一小時比較完整的時間，從頭到尾把書中四十個動作好好做一遍，更可達到疏通經絡、療癒身心的效果。現在就跟著本書一起做一做最簡單、最有效的經絡按摩拉筋操！

目錄

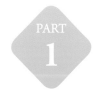

經絡知識篇
疏通與身體溝通的管道

CONTENTS

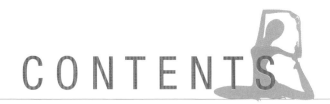

PART 2
課前準備篇
用經絡按摩拉筋操守護你的健康

PART 3
專屬動作篇
針對不同族群，設計一系列經絡按摩拉筋操

PART 4

實踐應用篇
每次五分鐘，迅速改善身體不適

PART
5

有問必答
經絡按摩拉筋操的問題，一次解決

經絡知識篇

疏通與身體溝通的管道

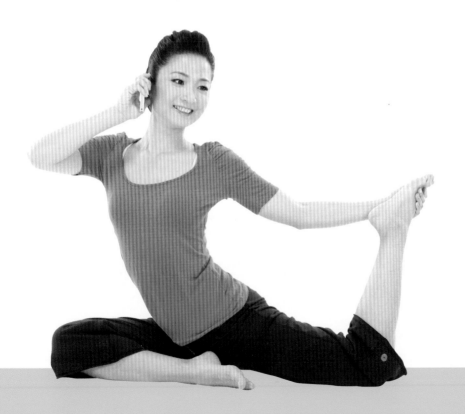

認識經絡，
從根源解決問題

　　雖沒什麼大病，身體卻總是出現大大小小的狀況，可以忍著就忍著，或藥房買點藥，真的不行了再看病，我們通常將這樣的身體狀態稱為「亞健康」。現代人的生活型態多半需要久坐，再加上飲食不均、壓力大、缺乏運動，文明病難免找上門，大多屬於亞健康族群。常見的問題像是肩頸僵硬、腰痠背痛，明明剛睡醒卻怎麼也提不勁來；一邊工作，一邊打呵欠，頭昏腦脹，注意力難以集中；已經累了一整天，好不容易躺在床上了，卻輾轉難眠，無法入睡；明明很餓，吃了一點東西後又覺得胃脹不適……。這些困擾不會造成立即的病痛，卻默默的干擾著我們的生活品質，漸漸侵蝕著我們的身體健康，也因為這一切是如此循序漸進的發生，以致於人們也只能一點一滴試著適應，直到身體拉警報，才不得不到醫院報到。

　　你知道嗎？一般的疼痛和不適症狀，只要拉拉筋、按按幾個穴道，甚至拿一張痠痛貼布貼在適當的地方，並不需要刻意吃藥，就能大幅緩解。舉凡肩頸痠痛、手痠、腳麻、精神不振、頭昏腦脹、五十肩、電腦手和僵直性脊椎炎，甚至是呼吸不順、腸胃不適等，都可以用經絡按摩拉筋的方式來改善，但是要怎麼拉？按哪裡？貼哪裡呢？

　　人體的經絡錯綜複雜，要全盤理解並不是件容易的事。本書並不是要深入介紹人體經絡有多麼奧妙，而是希望能用最淺顯易懂的方式，幫助讀者開始學會與自己的身體對話。我們可以把經絡想像成流

通在體內的溪流，若是溪流的水潔淨清澈，流動就會順暢穩定，當中若是有些雜質，也能順利被代謝排除；但若是中間堆積了過多的碎石、淤泥，那就會對整體運行造成阻礙，這就是中醫所說的「氣結」。我們每天都會接觸許多環境賀爾蒙，例如空氣污染、生活壓力、姿勢、飲食，都會使身體累積氣結，如果能經常關照自己的身體，就可以很敏銳的覺察到這些氣結所引發的不適，接收身體正發出的警訊，此時我們應該立即做出因應之道、解決問題，而不是強忍痠痛。我們都不難理解，溪流中要是有雜物，規律的經常清理，會比淤積堵塞後才處理來得容易得多。

從事瑜伽教學工作二十多年，我深知有太多人為痠痛所苦而遍尋不著解決方法，大部分的人默默適應著這些不適感，直到這些警訊漸漸加劇、累積成疾，最後，實在忍無可忍了再到醫院看醫生拿消炎止痛藥吃，陷入治標不治本的惡性循環中。

其實，現代人一般性的疼痛往往不是疾病所致，而是文明所帶來的「不平衡」。簡單來說，就是固定某個動作時間太長，例如含著胸、駝著背打電腦，而沒有做反方向的擴胸伸展；坐著的時間很長，卻沒有花時間站起來走動；重複使用某些肌肉進行工作，卻沒有針對它收縮緊繃的狀態來進行紓緩伸展拉長。

文明病就是生活習慣病，只要願意稍作調整，遵循宇宙太極平衡的概念，一切問題都能從根源被解決。如果能進一步養成規律練習拉筋的習慣，並學會按摩幾個主要穴點，身體與生俱來的自癒力自然能發揮其強大的功能，使身心靈時時保持在平衡與安適的狀態。

經絡是什麼？

—— 認識人體經絡地圖

在這個章節中，我將介紹常見的十二條經絡，包括：肺經、大腸經、心包經、三焦經、小腸經、脾經、胃經、肝經、膽經、膀胱經、腎經，以及屬於奇經八脈的任督二脈。

疏通「肺經」，強化心肺功能

● 肺經起於中府穴，終至少商穴
● 與肺臟關係密切
● 對應呼吸系統

肺經的屬性為金，與大腸經相表裡，肺經上的穴位較少，一邊只有十一個，從胸部乳頭上方，接近鎖骨下方的中府穴為起始，沿著手臂內側，到大拇指前端為止，這條經絡對應的是肺臟的功能，所以名為「肺經」。

肺經與人體呼吸系統有關，所以當我們發生咳嗽、氣喘、支氣管炎、呼吸急促、心悸和胸悶等問題時，按壓中府、尺澤及少商這些穴點時可能會感到特別疼痛，表示這些穴點氣淤了，此時可按摩這些穴道，讓氣結解開，同時也可針對肺經做拉筋動作。

因為循行路線走在手臂內側，因此上舉手臂於耳後，掌心朝前，停留一段時間，即可達到舒展的效果，使肺經氣血流通順暢，不適的症狀便能得到緩解（參考 P48）。

肺經

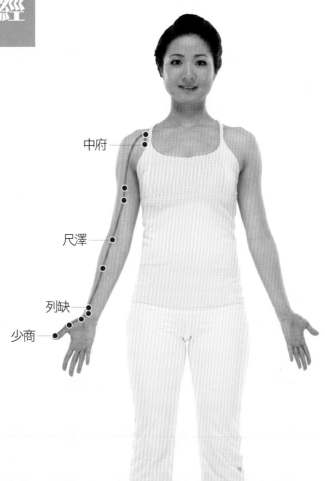

中府

尺澤

列缺

少商

疏通「大腸經」，促進腸道健康

- 大腸經起於商陽穴，終至迎香穴
- 與大腸關係密切
- 對應腸道系統

　　大腸經的屬性為金，顧名思義就是和大腸息息相關的經絡，從食指前端的商陽穴開始，順著手臂外側，到鼻翼兩側的迎香穴為止，這條經絡與肺經互為表裡，故和呼吸系統的健康也密切相關，如鼻塞、流鼻涕、打噴嚏時，按壓迎香穴能得到舒緩。

　　大腸經主治皮膚病和腸胃病，經常以伸展、按摩、刮痧等方法促進大腸經的氣血流通，可逐漸改善皮膚問題，並保健腸胃道健康。

若要伸展手臂外側的經絡，只要將手臂至於胸前，伸直平舉，再用另一隻手幫忙向內壓，即可感覺到手臂外側得到伸展，就可以同時疏通在手臂外側的大腸經、小腸經和三焦經（參考 P49）！

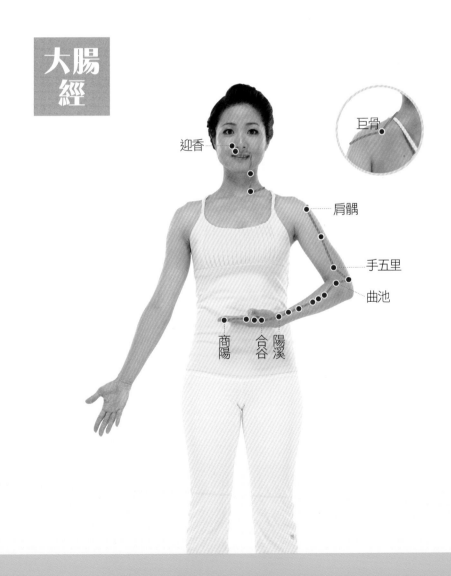

大腸經

巨骨

迎香

肩髃

手五里

曲池

商陽　合谷　陽溪

疏通「心包經」，守護心臟健康

● 心包經起於天池穴，終至中衝穴
● 與心臟、腸關係密切
● 對應血液循環系統

　　心包經屬於陰面經絡，與三焦經相對應。心包經與人體的血液循環系統息息相關，起點是乳頭外側的天池穴，和肺經一樣是順著手臂內側運行的，終點則是中指指端的中衝穴。

　　心包經是心臟的保護者，疏通心包經，保持心包經的暢通，可保健心臟，避免心悸、呼吸急促、胸悶等問題，也可幫助情緒穩定，減少憂鬱，使心情愉快。

心經、肺經和心包經同是位於手臂內側的經脈，手掌朝前上舉手臂或手掌朝前張開手臂擴胸的動作，都能有效疏通手臂內側的經絡（參考 P48）。

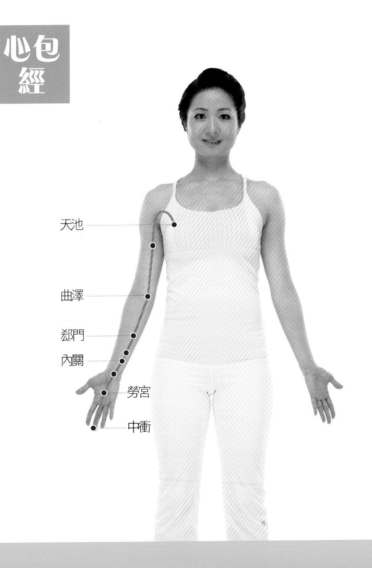

心包
經

天池

曲澤

郄門

內關

勞宮

中衝

疏通「三焦經」，使心情愉快

- 三焦經起於關衝穴，終至絲竹空穴
- 與神經關係密切
- 對應神經系統

　　三焦經對應心包經，屬於陽面經絡，與神經系統有關，起始於無名指末端的關衝穴，沿著手臂外側，直通頭部，經耳後到達臉部，至眉毛外端的絲竹空穴為止，循行路線經過頭、耳、眼，故主治之症主要是頭痛、耳鳴、眼病等相關症狀，例如耳鳴時，可以按壓耳門穴；頭暈、頭痛時，按壓絲竹空穴；經常按摩絲竹空穴也能保養眼睛。

　　三焦經是情緒的守護者，疏通此經即可疏通「火氣」，可使心緒平穩，趕走憂鬱和改善壞脾氣。

疏通手臂外側的經絡，除了 P49 的手臂伸展動作可以達到效果外，側伸展的動作也非常有效，如 P47。側伸展時，手臂靠近耳朵，掌心朝下，感覺手臂外側有痠麻的感覺。動作停留一下，讓痠麻逐漸減緩後，這條經絡便可暢通許多。

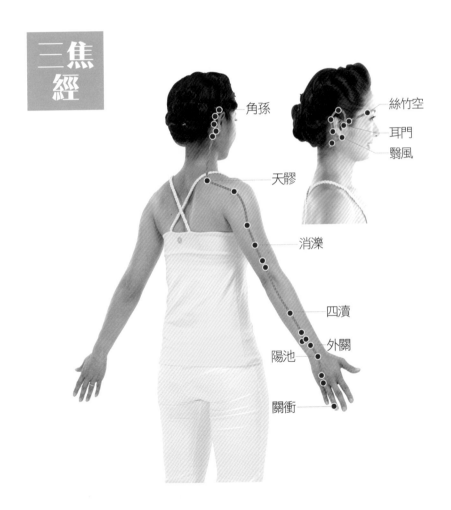

三焦經

角孫

絲竹空

耳門

翳風

天髎

消濼

四瀆

外關

陽池

關衝

疏通「心經」，趕走憂鬱

- 心經起於極泉穴，終至少衝穴
- 與心臟、神經關係密切
- 對應血液循環系統

心經和小腸經相對應，是主宰血液循環系統的經絡，它從腋下的極泉穴開始，順手臂內側，到小指指端內側的少衝穴。

心經是調節心理、安定情緒的經絡，保持心經的暢通可使心神穩定，改善憂鬱、易怒、煩躁等心理問題。心經上的極泉穴是非常重要的穴位，經常按摩可使心律正常，保持心緒穩定。

雙手張開擴胸動作就能有效舒展心經，並刺激極泉穴，每天利用零碎時間多做做這個簡單的動作，便能使人心情愉快，呼吸順暢，保持良好的心態，接受一整天的工作挑戰（參考 P48）。

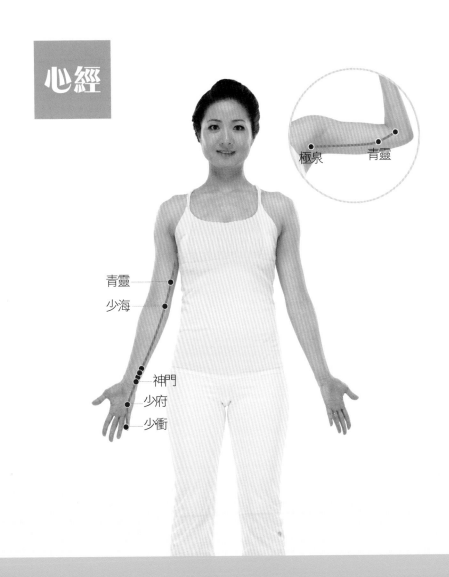

心經

極泉　　　青靈

青靈
少海

神門
少府
少衝

疏通「小腸經」，肩膀手臂痠麻 OUT

- 小腸經起於少澤穴，終至聽宮穴
- 與小腸關係密切
- 對應血液循環系統

　　小腸經與心經相表裡，所以小腸經與心經同樣具有寧心安神的作用。小腸經起於小指尖端外側的少澤穴，循行手臂外側，經上背部、臉頰，到耳屏前的聽宮穴結束。

　　小腸經循行於上肢、肩膀及頭、耳部位，所以主治手臂的疼痛、肩胛、頸部、耳朵的不適之症。除此之外，小腸經是「主液所生病者」，「液」包括月經、乳汁、精液、胃液等，所以若有與「液」有關的問題，例如生理期不適，產後乳汁不足，可能是因為小腸經堵塞不通，疏通小腸經就可以改善這些問題。

小腸經也行經手臂的外側，所以側伸展動作（P47）及手臂外側伸展動作（P49）都能夠有效疏通小腸經。

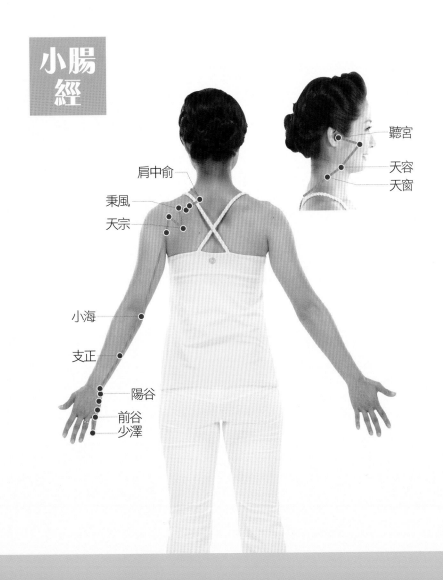

小腸經

聽宮

天容

天窗

肩中俞

秉風

天宗

小海

支正

陽谷

前谷

少澤

疏通「脾經」，改善慢性病

- 脾經起於隱白穴，終至大包穴
- 與胰臟、腸、生殖器關係密切
- 對應消化系統

　　脾經從位於腳大拇趾的隱白穴開始，沿腿內側至軀幹前面外側向上循行，至腋下的大包穴結束。「脾」被稱為是氣血生化之源，也就是說，脾具備了生成及運送氣血的功能，將生成的新血漸漸送入病灶之處，促使壞血移除，所以要改善慢性病，健脾就格外的重要。

　　脾經有許多有用的穴道，分別有保健脾胃、促進消化、增長氣血及專治婦科或生殖疾病的功效，每個穴道皆扮演要角，可見隨時疏通脾經的重要性。

接下來介紹的經絡，都貫串上半身至下半身，所以在運動疏通經絡時，也必須分為上半身的伸展動作，及下半身的伸展動作。疏通脾經的上半段，可以用後仰動作（P45）來達到目標；脾經又行經腿內側，所以劈腿動作（P50），可疏通脾經的下半段。

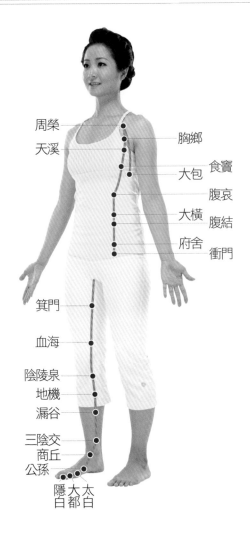

脾經

周榮
天溪
胸鄉
大包
食竇
腹哀
大橫
腹結
府舍
衝門

箕門

血海

陰陵泉
地機
漏谷

三陰交
商丘
公孫
隱白　大都　太白

疏通「胃經」，氣色紅潤

● 胃經起於承泣穴，終至厲兌穴
● 與胃關係密切
● 對應消化系統

　　胃經從眼睛正中央下方的承泣穴開始，順著任脈兩側、腿部前側，到足部第二趾末端外側的厲兌穴結束，上行頭面、下行足膝。因此，若胃經氣血運行通順良好，則臉部氣色紅潤，雙腿也能健步如飛。

　　胃經為陽經，與脾經相表裡。顧名思義，它與胃的關係最為密切，主治腸胃及消化系統方面的疾病，如胃痛、嘔吐、腹瀉、便祕等。胃經上的足三里，是通治一切腸胃有關病症的重要穴道，經常按摩能調理脾胃功能，促進氣血運行流通。

胃經行經上半身前側，及大腿前側，所以擴胸後仰的動作
（P45）可疏通胃經上半段，而站姿把腳往後勾，再以手幫忙拉
住腳背（P52），則可伸展到腿部的前側，疏通胃經的下半段。

胃經

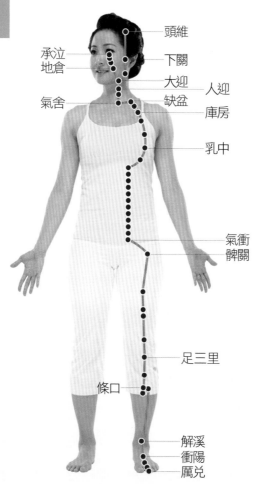

承泣
地倉

氣舍

頭維
下關
大迎　人迎
缺盆
庫房

乳中

氣衝
髀關

足三里

條口

解溪
衝陽
厲兌

疏通「肝經」，保養肝臟

- 肝經起於大敦穴，終至期門穴
- 與肝臟關係密切
- 對應免疫系統

　　肝經從腳大拇趾末端外側大敦穴起，順著腿內側，再到腰部的外側，至乳頭正下方四寸的期門穴止。

　　肝臟是排毒的重要臟腑，擁有健康的肝臟，人就會精神飽滿、神采奕奕，這也就是為什麼，大家這麼重視養肝的原因！養肝除了避免過勞、少喝酒、少發怒、少吃藥外，規律運動以保持肝經的活絡，更是人人應注重的養肝之道。

劈腿能疏通肝經的下半部，而側伸展則能伸展到肝經的上半部，這兩個動作應該天天早晚練習，就像吃營養品一樣養成例行習慣，對保養肝臟有很大的幫助！可參考劈腿動作（P50）、站姿側伸展動作（P47）。

肝經

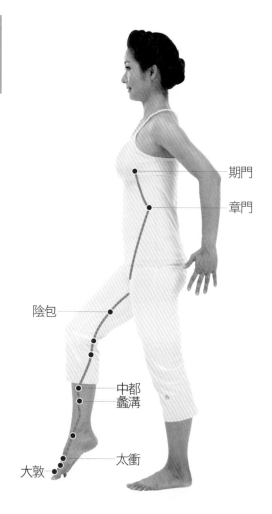

期門
章門
陰包
中都
蠡溝
太衝
大敦

疏通「膽經」，提升免疫力

● 膽經起於瞳子髎穴，終至足竅陰穴
● 與膽囊關係密切
● 對應免疫系統

　　膽經是身體中循行路線最長的一條經脈，它是一條陽經，與肝經互為表裡，與肝膽功能、免疫系統有關。膽經起於眼角的瞳子髎穴，經過頭和脖子，順著身體的兩側，止於腳無名趾外側的足竅陰穴。疏通膽經，可促進膽經的氣血運行，保養肝膽健康，加強免疫功能。

　　膽經上有許多的特效穴道，我們最常聽到治療疲勞頭痛的懸顱穴、風池穴和肩井穴都在膽經上，經常按摩，可使肩頸放鬆、紓解壓力，使人神清氣爽。

膽經從頭到腳行經身體的外側，站姿側伸展操（P47）及雙腿盤坐（P51）時，就能有效疏通膽經，保健肝膽功能，提升免疫力。

膽經

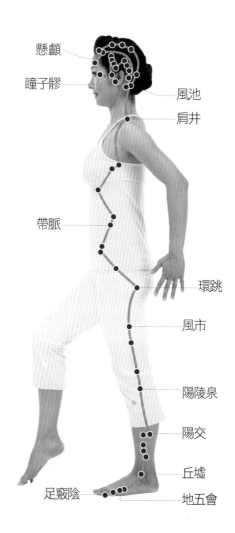

懸顱
瞳子髎
風池
肩井
帶脈
環跳
風市
陽陵泉
陽交
丘墟
足竅陰
地五會

疏通「膀胱經」，排毒保健康

- ● 膀胱經起於睛明穴，終至至陰穴
- ● 與膀胱關係密切
- ● 對應內分泌系統

　　膀胱經是除了督脈以外，唯一一條走背部的經脈，膀胱經起穴是位於眼睛內眥角的睛明穴，貫穿整個後背，直至位於足部小拇趾的至陰穴為止。膀胱經上有許多重要的俞穴，如肺俞、肝俞、腎俞等等，和相關的臟腑有直接的關係。

　　俞就是通道的意思，故膀胱經是人體最大的排毒通道。若膀胱經上的氣結、痛點都能得以紓解，就能確保這些相對應臟腑的健康。所以，背部僵硬疼痛的問題千萬不能忍，長久累積背部疼痛，很可能影響臟腑健康，更可能順著膀胱經延伸向下，導致腿麻的問題產生，平常可透過運動、伸展、按摩、熱敷等方式，改善背部的僵硬和痠痛。

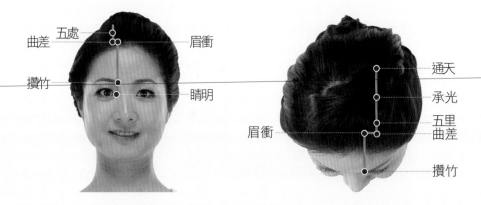

曲差　五處　眉衝
攢竹　睛明
眉衝　通天　承光　五里　曲差　攢竹

直腿前彎（P46 與 P53）和一些扭轉上半身的動作，都能非常有效的疏通膀胱經。抱著腿、前後滾背的動作，更能按摩到膀胱經上許多重要的穴道，是很棒的一種養身功法。

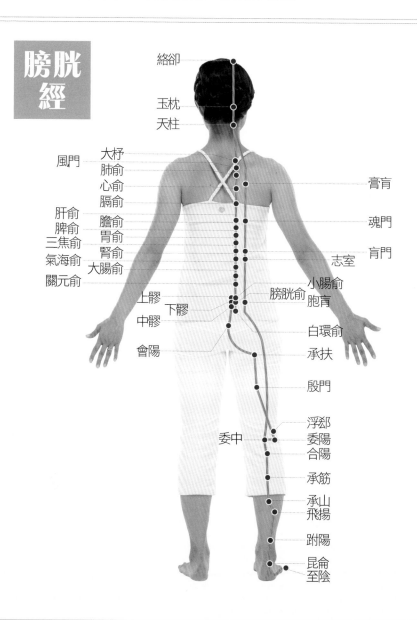

膀胱經

絡卻
玉枕
天柱
大杼
風門
肺俞
心俞
膈俞
肝俞
脾俞
膽俞
三焦俞
胃俞
氣海俞
腎俞
關元俞
大腸俞
膏肓
魂門
肓門
志室
上髎
中髎
下髎
會陽
膀胱俞
小腸俞
胞肓
白環俞
承扶
殷門
浮郄
委陽
合陽
委中
承筋
承山
飛揚
跗陽
昆侖
至陰

疏通「腎經」，維持好精力

- 腎經起於湧泉穴，終至俞府穴
- 與腎臟關係密切
- 對應內分泌系統

　　腎經從足底的湧泉穴開始，順著腿內側循行至軀幹正中央兩側，止於胸前鎖骨正下方的俞府穴。

　　腎經主治咽喉病症、內分泌系統、泌尿系統，及腰痛、手腳冰冷等問題。腎是先天之本，是身體的根基。若腎氣不足，便會使人體弱多病。平時多伸展、按摩，保持腎經的暢通活絡，可使腎氣充足，讓人常保活力，精力充沛。

劈腿的動作可以伸展腎經的下半部（P50），身體後仰的動作則可伸展到腎經的上半部（P45）。

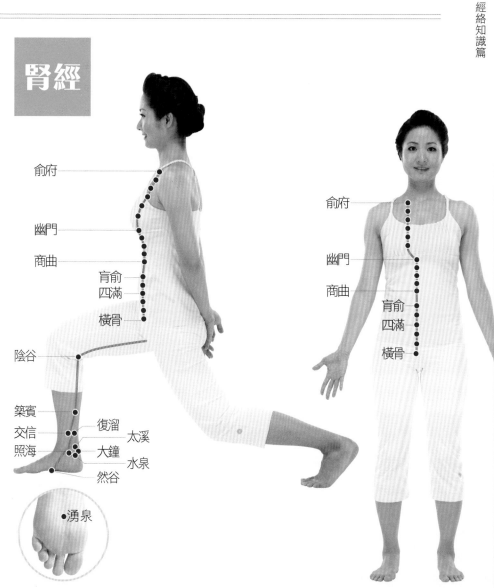

腎經

俞府
幽門
商曲
肓俞
四滿
橫骨
陰谷
築賓
交信
照海
復溜
太溪
大鐘
水泉
然谷
湧泉

俞府
幽門
商曲
肓俞
四滿
橫骨

疏通「任脈」，調節五臟六腑

- 任脈起於會陰穴，終至承漿穴
- 調和陰經

　　任脈是位於人體軀幹前側的一條正中線，起於會陰穴，沿著恥骨往上循行，與督脈在人中交會。任脈是「陰脈之海」，有調節全身六條陰經的作用，與下焦的病症及女性的生殖功能有關。

　　任督二脈屬於奇經八脈，五臟六腑均由任督二脈來調節。我們常聽說「打通任督二脈」，就是促使這兩條經脈氣血運行能活絡順暢，提供五臟六腑更充沛的能量，以維護正常運作。

任脈位於身體前側正中央，所以擴胸、後仰的動作，都對伸展任脈很有效。

任脈

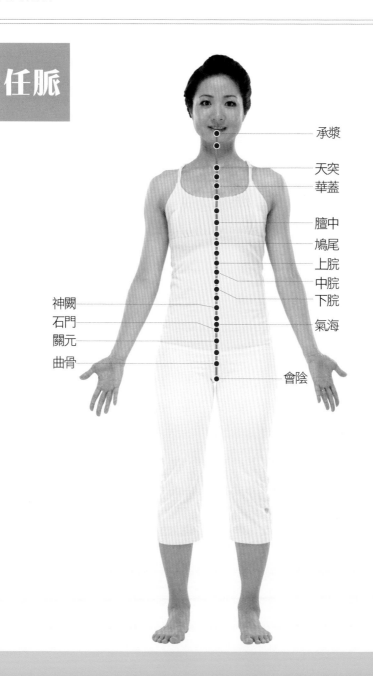

承漿

天突
華蓋

膻中
鳩尾
上脘
中脘
下脘
氣海

神闕
石門
關元
曲骨

會陰

疏通「督脈」，固護陽氣

- 督脈起於長強穴，終至齦交穴
- 調和陽經

　　督脈與任脈同樣起於會陰穴，經尾骨下端長強穴，循脊椎往上走，順著軀幹正中央運行，經過頭頂、前額、鼻梁至脣繫帶與上齒齦相接處的齦交穴。督脈是諸陽之會，也就是說六條陽經交會於此，所以督脈有調節陽經氣血的作用，也稱「陽脈之海」。

　　陽氣就像是身體的衛兵，陽氣旺盛的人抵抗力強，可以把外界的邪氣、病毒等疑難雜症抵禦在外，使身體不易生病、自癒能力也比較強，可見保健督脈，使其運行順暢是相當重要的。

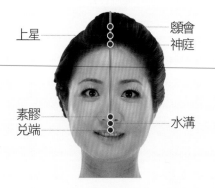

上星
素髎
兌端

顖會
神庭
水溝

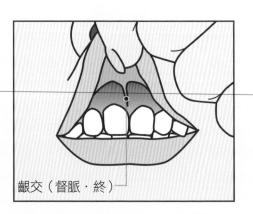

齦交（督脈‧終）

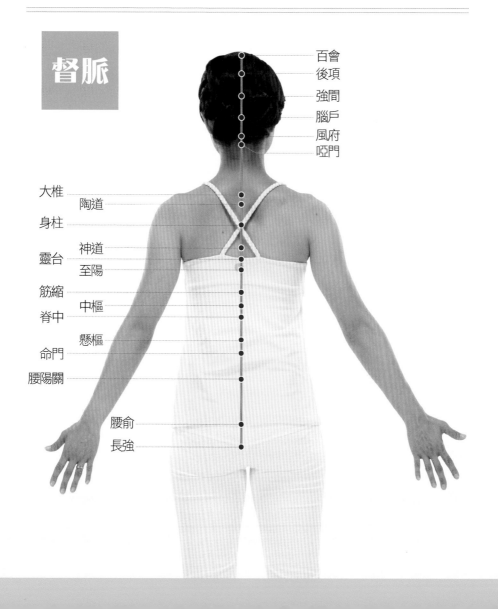

疏經活絡這樣做！

　　督脈位於軀幹正後方，所以只要是身體向前彎曲的動作，都能促進督脈的運行。除了經常舒展督脈以固護陽氣外，平時也應注意自己的體態，挺直脊樑，不彎腰駝背，才能展現精氣神，看起來精神飽滿、活力充沛。

督脈

百會
後項
強間
腦戶
風府
啞門

大椎
　陶道
身柱
　神道
靈台
　至陽
筋縮
　中樞
脊中
　懸樞
命門
腰陽關

　腰俞
　長強

拉筋伸展、疏經活絡

　　認識了身體的經絡位置，提昇了自己的身體知覺，接下來就能開始為自己解決身體不適的症狀。當我們身體不適時，可以認知到是哪一條經絡，或哪一部分的穴道瘀住了，再針對該部位做拉筋伸展的動作，達到疏經活絡，緩解不適的效果。

　　接下來，我們將從軀幹、上肢、下肢三個部分來拉筋伸展。每個拉筋伸展動作，皆有相對應的經絡圖，並分別標示出陰、陽經。

虛 線 代 表 陰 經
實 線 代 表 陽 經

(陰)肺經-(陽)大腸經

(陰)心包經-(陽)三焦經

(陰)心經-(陽)小腸經

(陰)脾經-(陽)胃經

(陰)肝經-(陽)膽經

(陰)腎經-(陽)膀胱經

(陰)任脈-(陽)督脈

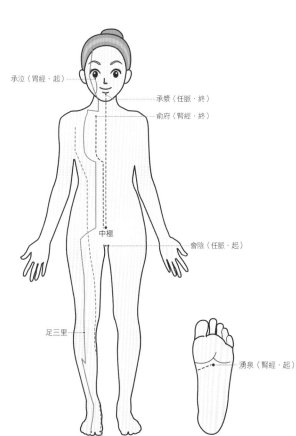

軀幹部分

雙手舉起，
由前往後仰起。

腹部夾緊往前挺

軀幹的前側

· 經絡：任脈、腎經、胃經、脾經
· 伸展動作：這幾條經絡流經上半
　　身（即軀幹）正面，所以當身體
　　後仰時，即可疏通這四條經絡。

- - - - - - 任脈
- - - - - - 腎經
- - - - - - 脾經
———————— 胃經

承泣（胃經·起）

承漿（任脈·終）
俞府（腎經·終）

中極

會陰（任脈·起）

足三里

湧泉（腎經·起）

大包（脾經·終）

厲兌（胃經·終）　　隱白（脾經·起）

—— 身體的後側 ——

· **經絡**：督脈、膀胱經
· **伸展動作**：由於這兩條經絡是位
  於身體背面，當身體前彎時，整
  個背部到腿後側都會熱熱麻麻
  的，表示氣血流通於這兩條經
  絡，使之疏通。

—— 督脈
—— 膀胱經

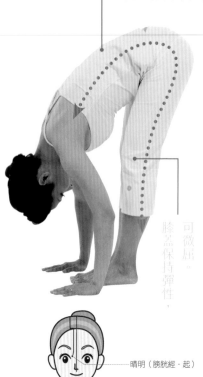

前彎，背部放鬆，感
覺脊椎向下拉長。

可微屈，
膝蓋保持彈性，

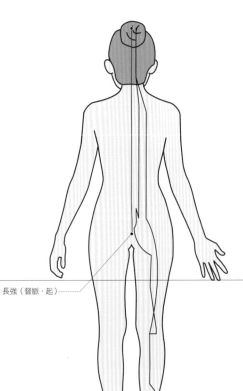

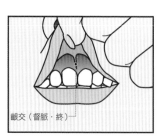

晴明（膀胱經·起）

齦交（督脈·終）

長強（督脈·起）

至陰（膀胱經·終）

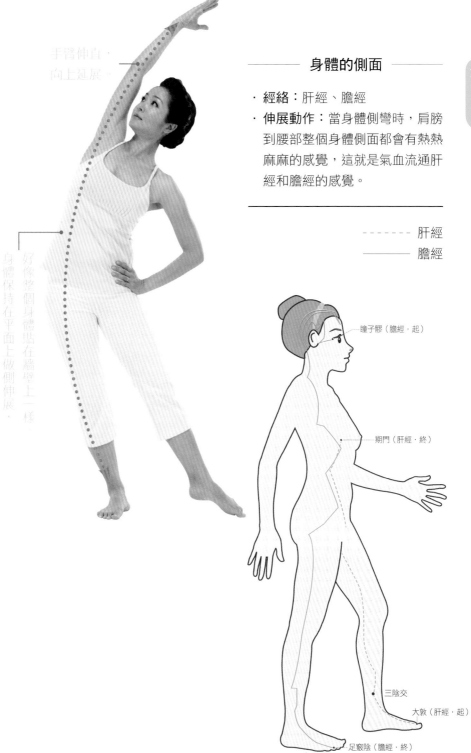

手臂伸直，
向上延展。

身體保持在平面上做側伸展。

好像整個身體貼在牆壁上一樣，

── 身體的側面 ──

- **經絡**：肝經、膽經
- **伸展動作**：當身體側彎時，肩膀到腰部整個身體側面都會有熱熱麻麻的感覺，這就是氣血流通肝經和膽經的感覺。

------ 肝經

──── 膽經

瞳子髎（膽經・起）

期門（肝經・終）

三陰交

大敦（肝經・起）

足竅陰（膽經・終）

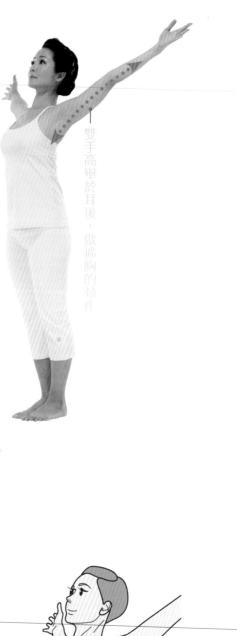

上肢部分

── 手臂的內側 ──

· **經絡**：心經、心包經、肺經
· **伸展動作**：雙手掌心朝前上舉於
　耳後時，手臂前側痠痠麻麻的，
　即為氣血在這三條經絡運行的感
　覺。

雙手高舉於耳後，做擴胸的動作

- - - - - - 　肺經
- - - - - - 　心包經
　　　　　　心經

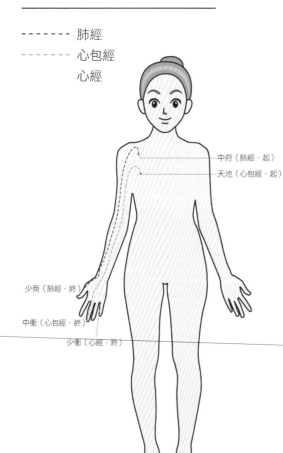

中府（肺經・起）
天池（心包經・起）

少商（肺經・終）

中衝（心包經・終）

少衝（心經・終）

極泉（心經・起）

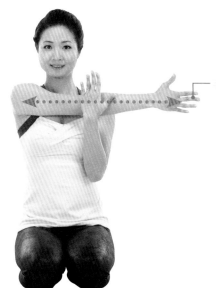

手臂伸直向內壓，伸展手臂外側。

—— 手臂的外側 ——

· **經絡：**大腸經、三焦經、小腸經
· **伸展動作：**當掌心朝內，手臂在
　胸前伸直平舉時（另一手需協助
　向內按壓固定），會使手臂外側
　的這三條經絡得到伸展。

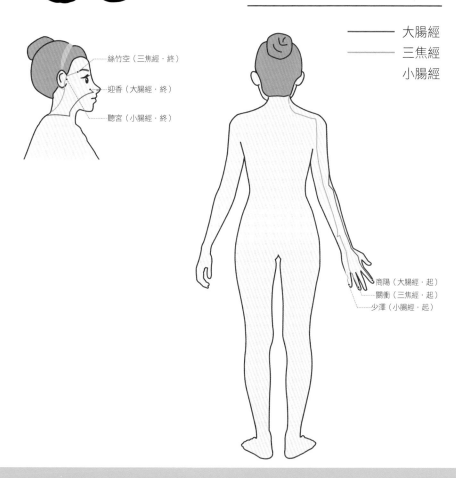

絲竹空（三焦經‧終）

迎香（大腸經‧終）

聽宮（小腸經‧終）

―――― 大腸經
―――― 三焦經
　　　　小腸經

商陽（大腸經‧起）

關衝（三焦經‧起）

少澤（小腸經‧起）

下肢部分

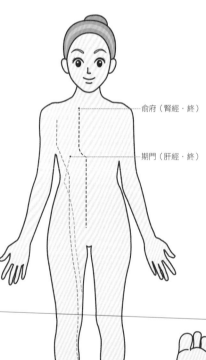

劈腿伸展

腿部的內側

· 經絡：脾經、肝經、腎經
· 伸展動作：雙腳張開做劈腿動作
時，腿部內側痠麻的感覺，就是
氣血運行於這三條經絡的感覺。

- - - - - - -　脾經
- - - - - - -　肝經
- - - - - - -　腎經

俞府（腎經·終）

期門（肝經·終）

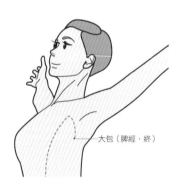

大包（脾經·終）

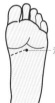

湧泉（腎經·起）

隱白（脾經·起）
大敦（肝經·起）

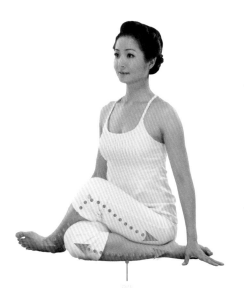

腿部的外側

- **經絡**：膽經
- **伸展動作**：盤腿時，腿部的外側
  會有伸展的感覺，也就是疏通膽
  經的感覺。

———— 膽經

盤坐．雙腳交叉．伸膝蓋伸移

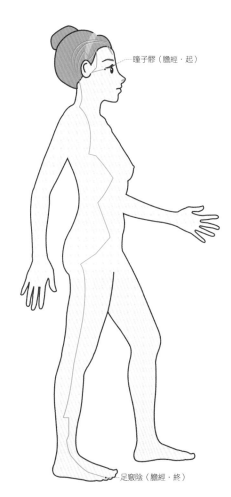

瞳子髎（膽經．起）

足竅陰（膽經．終）

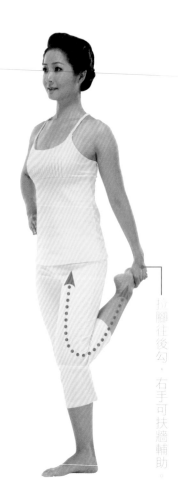

拉腳往後勾，右手可扶牆輔助。

——— 腿部的前側 ———

- 經絡：胃經
- 伸展動作：站姿，手拉著腳踝使
  腳跟靠近臀部的動作，可伸展流
  經腿部前側的胃經。

——————————————————

——— 胃經

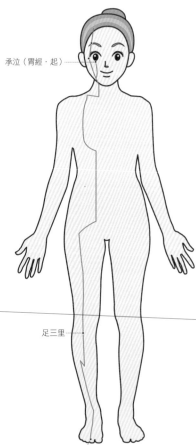

承泣（胃經・起）

足三里

厲兌（胃經・終）

腿部的後側

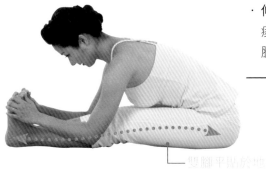

└─ 雙腳平貼於地

・**經絡**：膀胱經
・**伸展動作**：身體前彎時，腿後側
　痠痠緊緊的，舒展腿部後側的膀
　胱經。

───── 膀胱經

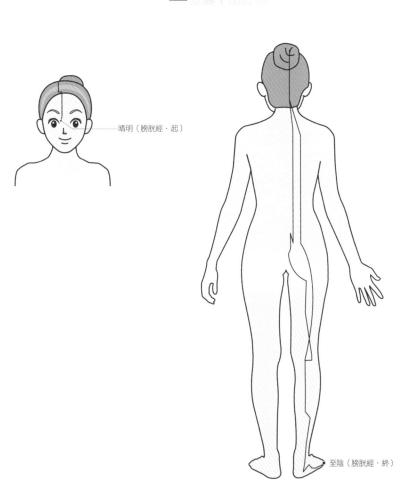

晴明（膀胱經・起）

至陰（膀胱經・終）

PART 2

課前準備篇

用經絡按摩拉筋操守護你的健康

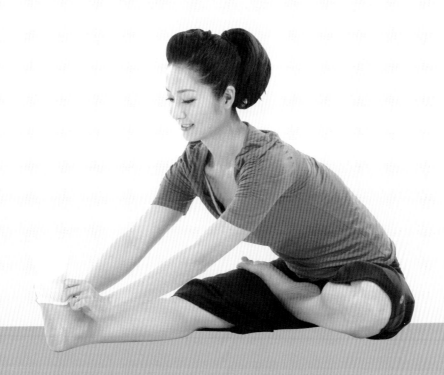

經絡按摩拉筋操，讓瑜伽融入生活

近幾年來，瑜伽的養身功效逐漸廣為人知。在身體方面，瑜伽能協助我們鍛鍊體適能，無論是肌力、肌耐心、柔軟度、心肺功能，都能透過練習瑜伽來提升。除此之外，瑜伽對於強化核心肌群、調整體態也能有非常顯著的效果。若是對人體經絡有一定認識的讀者，也都不難體會瑜伽對於保持經絡暢通扮演著重要的角色。

在心理層面上，瑜伽提供我們一個沉澱下來，與自己身體溝通的機會，在一呼一吸之間，專注於當下，達到正念靜心的效果，提升專注力、紓解壓力、減少緊張焦慮等負面情緒，幫助睡眠、提升生活品質，使身心安適，提升幸福感。

可惜並不是每個人都有機會走進瑜伽教室學習瑜伽，或者覺得瑜伽太困難而望之卻步。為了讓瑜伽更平易近人，我簡化了瑜伽動作，針對不同族群、不同需求，設計了一系列經絡按摩拉筋操，每個人都能輕鬆上手。無論是在睡前、工作空檔、等車、散步、賴床等的片刻，都能自在的拉拉筋，讓緊繃的身心迅速獲得舒緩。每天花一點時間好好疼愛自己，是非常值得的投資。

使用簡單輔助，
人人皆可輕鬆上手

　　常常聽到初學者說「拉筋好痛喔！」、「我的筋很硬，沒辦法啦！」別擔心，只要用對方法，配合深長的呼吸，再輔以簡單的輔助工具，就能減少拉筋的疼痛感，讓拉筋變成一件很舒服的事。

　　本書動作以簡單、易學、方便為原則，大部分動作是徒手就能完成，有些動作若有彈力帶的輔助，可以使身體在動作的過程中更放鬆，且伸展得更徹底，尤其對於肩關節和上背痠痛的紓解特別有幫助。若是家中沒有彈力帶，也可用一條稍長的毛巾替代。做拉筋操，舒服放鬆最重要，不需要勉強自己一定要做到什麼程度。身體的彈性和柔軟度需要透過日復一日的累積，循序漸進的提升。

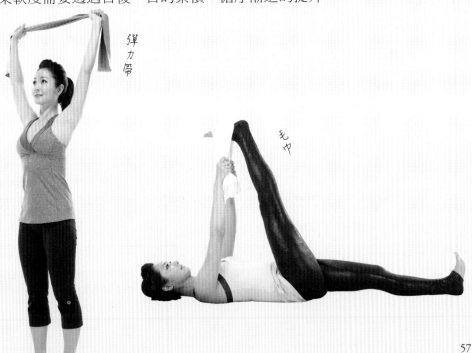

彈力帶

毛巾

疏通經絡，
啟動身體自癒力

　　身體有著強大的自癒系統，有愈來愈多的研究顯示，大部分的疾病都可以在人體自癒功能的運作下痊癒，但長時間處於壓力狀態、姿勢不良、飲食不均、缺發運動，造成了「失衡」的現象，導致自癒力減弱，而產生疾病。

　　疏通經絡，能有效的重啟身體的自癒功能。中醫強調「痛則不通、通則不痛」，許多痠痛和疾病，都可以透過找到相對應的氣結位置，加以伸展、按摩後，讓氣血恢復正常運行，加速代謝，將毒素排出體外，疾病也就能不藥而癒。

　　初步認識經絡之後，我們就可以開始針對個別需求來疏經活絡，任何零碎時間都是做拉筋操、按摩穴道的好時機，每一個動作都只需要短短的一兩分鐘就能完成，身體一感到痠緊，隨時隨地針對不適的部位拉拉筋，各種身體不適都可以藉此解套，若每天能抽出四十到五十分鐘，從本書第一個

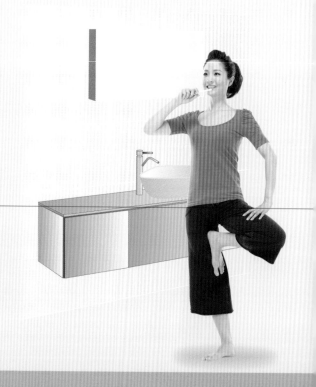

動作做到最後一個動作，就是一套簡單易行又有效的養身功法，每次做完必定通體舒暢，長期持續規律練習，時時保持經絡暢通不淤塞，五十肩、脊椎炎、肩頸痠痛、駝背萎縮等惱人的文明病、老年病不上身，自然常保健康活力。

經絡按摩拉筋操的
基本原則

　　書中介紹的經絡按摩拉筋操，動作都相當簡單，隨時想到就能做一做，簡單、快速、又有效，在練習的過程中，只須特別注意四個基本的原則，所有動作做起來都會非常舒服而放鬆！

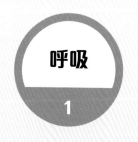

當我們做拉筋操時，身體會感覺得痠痠緊緊的，此時呼吸容易變得急促，或者可能會不由自主的憋氣，如此會讓肌肉更為緊繃，無法達到良好的伸展效果，且做起動作來會感覺不舒服，想趕快停止。

　　所以，在動作過程中，記得一定要配合深長而緩慢的呼吸。有意識的慢慢呼吸，可使身體的肌肉放鬆，同時也能讓緊張、焦慮等負面情緒，快速的緩和下來，使身心達到平和而放鬆的狀態。一邊做拉筋操，一邊將注意力放在呼吸上，還能同時達到正念靜心的修心效果。

　　吸的時候肚子鼓起，吐的時候腹部向內凹進，這是瑜伽運動中很強調的「腹式呼吸法」。吸氣肚子鼓起時，使橫隔膜有空間下降，肺腔自然的擴張；吐氣時肚子向內凹，橫隔膜被往上推擠，肺腔順勢縮小，空氣也就自然而然被擠壓出去。這樣的呼吸法不僅使呼吸更省力，也能更有效的吸入所需的氧氣供身體使用。（如下頁圖）

動作中，呼吸要保持緩慢而有規律，每次呼和吸，都以五秒為目標，可以在心裡默數，吸～ 2345；吐 ~2345，依自己的情況來調整數數的速度。剛開始練習時，呼吸可能較短促。經過一段時間的練習之後，呼吸的長度就會慢慢增加。每一個動作都停留五次深長的呼吸，總共約三十秒。

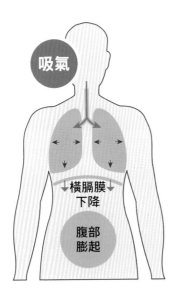
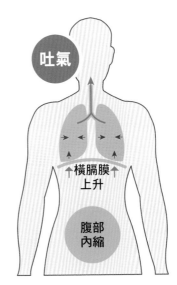

放鬆

2

現代人經常不知不覺的皺眉和聳肩，這兩個部位的緊繃，造成許多日常生活不必要的身心壓力。常常皺眉，會使眉心的位置出現兩條痕跡，表示頭部長期處於緊繃狀態，可能引發頭痛和憂鬱的症狀。

肩膀更是多數人最無法放鬆的部位，有些人甚至連睡覺都還聳著肩，這和長期處於壓力狀態導致的精神緊繃有關。因此當我們在做拉筋操時，除了將對外在的注意力拉回到呼吸上，也要特別提醒自己將眉頭鬆開、肩膀下壓，如此才能真正透過拉筋動作達到紓壓效果。

拉筋操不僅能幫助我們獲得身的放鬆，同時也能達到心的療癒，在一呼一吸間，感受能量在身體裡流通運行，暫時抽離繁忙的事務及雜亂的情緒，短短的五分鐘，便能感受到靜心冥想所帶來的內在安適。

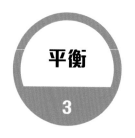

平衡

3

在練習經絡按摩拉筋操時，我們必須遵循宇宙太極平衡的概念，也就是說，當我們伸展了右邊，左邊也就要跟著做；若做了往前伸展的動作，那麼也要記得做往後伸展的動作。一邊停留多久、伸展到什麼程度，另一對稱邊就要儘量相同。

日常生活中，我們經常使用慣用手來從事各種工作，身體左右兩邊的肌肉難免處於不平衡的狀態，而我們也習慣含著胸工作，身體前方的動作較多，向後擴展的機會少之又少，生活習慣造成了現代人各種身心失衡的現象，透過經絡按摩拉筋操的練習，能幫助我們找回身心的平衡，帶著更輕盈的身體和心念，迎接每日的挑戰。

保持脊椎
良好排列

4

在練習所有動作時，記得要拉直脊椎，使脊椎保持在中立排列（如下圖一），避免在彎腰駝背的姿勢下開始做伸展動作。脊椎拉長時，行經身體中軸的任督二脈流通順暢，此時所做的任何動作都能夠有效的促進其他經絡的流動，相反的，若在駝背的姿勢（如下圖二），或腰部過度伸張的姿勢（如下圖三）來做拉筋操，身體肌肉會產生許多不必要的代償，例如做側伸展時駝背，肩膀反而更加用力緊繃，使得我們原本想放鬆的肌肉，卻適得其反。因此，每一個動作雖然簡單，但起始動作務必要先調整到脊椎中立的排列再開始，才能輕鬆舒適的達到練習經絡按摩拉筋操的效果。

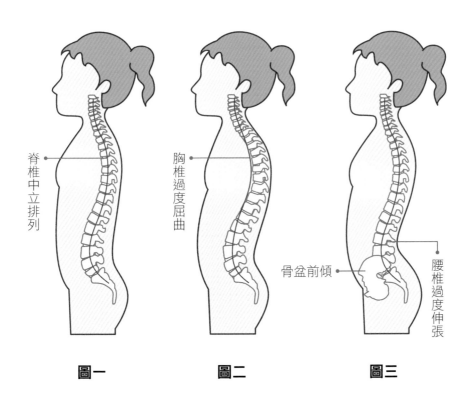

脊椎中立排列

胸椎過度屈曲

骨盆前傾

腰椎過度伸張

圖一　　　　　　圖二　　　　　　圖三

專屬動作篇

針對不同族群，
設計一系列經絡按摩拉筋操

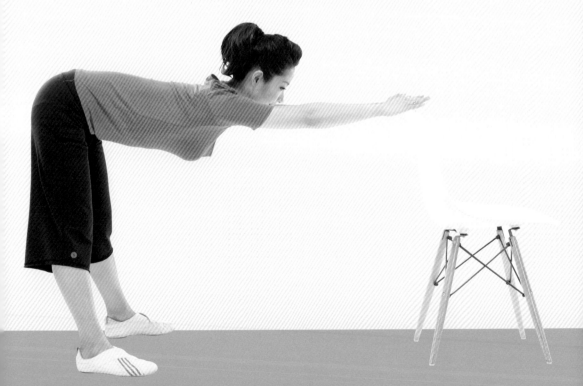

上班族&學生&久坐工作者

　　長期久坐在電腦桌前的上班族，因為經常固定同樣的姿勢工作，四肢末梢氣血循環不良，且長期使用同樣的幾根手指來按滑鼠、敲鍵盤，容易造成手麻及腳麻的困擾。除此之外，工作壓力使得肩頸容易緊繃用力，整天無法放鬆，若再加上坐姿不良，有駝背彎腰的情況，那麼頸僵硬痠痛、頭腦昏沉也是必然的！

　　每坐一小時，至少要起身走動一次，無論坐在椅子上伸展筋骨，或站起來拉拉筋，都能很有效的避免或消除久坐時常見的不適症狀。

動作編排重點

- 動作 1-4，編排了坐在椅子上也能進行的脊椎三個方向的拉筋操，包含脊椎前後、左右的伸展，和脊椎的扭轉，讓忙於工作而無法起身運動的族群，也能快速的加速全身氣血的運行，使身心壓力獲得紓解。

- 動作 5-8，利用拉筋操刺激按摩頭部、頸部及上背部的穴道，使氣血能順利往頭部運行，立即改善疲勞或焦躁的身心狀態。

- 利用零碎時間，如午休或上洗手間的空檔，五分鐘即可輕鬆完成。

- 站姿或坐姿都有效，且不需要任何輔助器材，隨時皆可進行。

1 椅子擴胸操

擴胸按摩肩膀幫助提神醒腦

 找一張椅背高度約在自己肩胛下端的椅子，坐滿整張椅子，整個背部靠著椅背，放鬆的往後躺，把胸口向外擴開，保持深長而緩慢的呼吸，約停留三十秒。

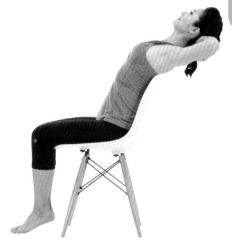

這個動作可疏通胸前掌管心肺功能、情緒有關的經絡。擴胸的同時還能按摩到肩胛骨周圍的穴點，使肩頸和背部放鬆開來，做完後會感到呼吸順暢，心情也更能保持平和愉快。（詳見P117）

拉拉腿筋，消除蘿蔔腿

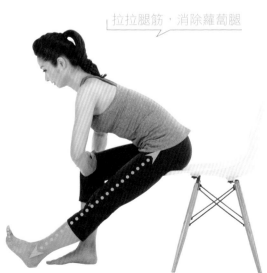

2 椅子前彎操

 坐在椅子的前三分之一處，脊椎拉長，身體向前傾，腹部儘量往大腿靠近，感覺腿部後側痠痠、緊緊、麻麻的。

這個動作可伸展腿部後側的膀胱經，放鬆腿部肌肉，減緩腳痠腿麻的不適感，也可消除惱人的水腫和蘿蔔腿。小腿肚是人體第二個心臟，因此伸展腿部不僅只舒緩腿部疲勞，更可促進全身氣血的循環，達到提振活力的效果。（詳見P119）

3 椅子側伸展操

 坐在椅子的前二分之一處，舉起一隻手枕於頭部後方，身體往側面傾斜。

 將身體側面的肝經和膽經舒展開來，啟動全身氣血循環，能快速消除肩頸和背部的疲勞，強化肩關節柔軟度，減少肩關節僵硬、沾黏發生的機率。若能天天做一做這個動作，更可避免五十肩。（詳見P120）

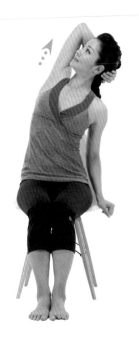

做做側伸展，消除肩膀壓力。

扭轉脊椎，放鬆背部壓力。

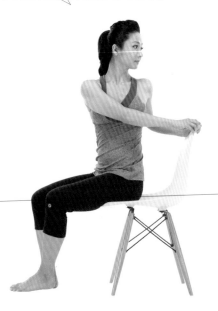

4 椅子扭轉操

 下半身保持穩定，雙腳平踩在地面，脊椎向後扭轉，只須扭轉到自己覺得最盡力的位置，停留一會兒即可。

 此動作能疏通環繞腰部的帶脈，同時還可按摩到背部膀胱經上的許多穴點，感覺就像被按摩一樣舒服，動作完成後，會感覺到全身氣血循環加速，精氣神都獲得提振。（詳見P122）

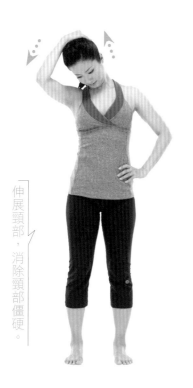

伸展頸部，消除頸部僵硬。

5 頸部伸展操

將頭部輕輕往斜前方壓，使頸部斜後側拉長伸展，疏通頸部後側及外側的經絡。

行經頸部外側及後側的經絡有好幾條，包含督脈、膀胱經、三焦經、小腸經、膽經等，而這些經絡也都行經頭部。長時間久坐的人，頸部後側多半十分僵硬，累積久了容易造成頭痛、頭暈等問題，一感到有些許不適，就以這個動作疏通頸部周圍的經穴，可使思緒更為清晰，提升工作效率。（詳見P129）

6 舉手點頭操

先將雙手互握枕於頭後方，再低下頭往肚臍的方向看，手和頭儘量分開。

這個動作不僅能伸展頸部後側，同時也會感覺手臂前側的心經、肺經、心包經痠痠麻麻的，代表氣血開始加速運行。動作停留三十秒，配合深長呼吸，能使呼吸順暢，改善胸悶，降低壓力、焦慮、緊張等負面情緒的干擾，使身心感到平靜。（詳見P131）

往前壓

往後擴退

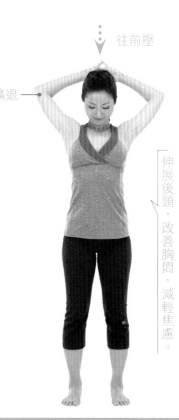

伸展後頸，改善胸悶，減輕焦慮。

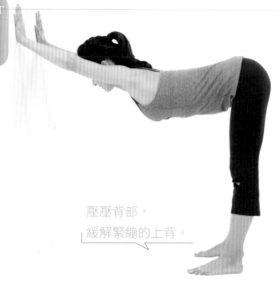

壓壓背部,
緩解緊繃的上背。

7 桌子式伸展操

 找一張與自己腿部高度相近的桌子,或者雙手平貼牆壁,扶牆的高度與自己的腿長相近,雙腳張開約肩的兩倍寬,背部向下壓,使脊椎平行地面,腿部垂直地面。

👍 配合深長的呼吸,身體會愈來愈放鬆下壓,促進背部的督脈和膀胱經流通運行,將累積在背部的壓力與疲勞釋放開來,肩關節也隨之舒展。(詳見P167)

8 三角式前彎

讓氣血回流頭部,消除煩惱。

💡 做完上一個動作後,可順勢向下放鬆來到三角式前彎的動作。身體放鬆向前彎曲,使貫穿身體後側的膀胱經加速運行。

👍 膀胱經是人體最大的排毒通道,做這個動作時,就好像將全身上下都清理一遍,同時也能讓血液回流頭部,做完後會感到神清氣爽,把壓力和煩惱都拋開了。(詳見P133)

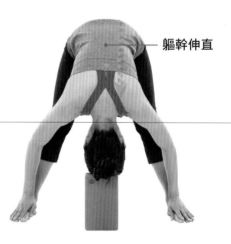

軀幹伸直

家庭主婦&
想雕塑身體線條的人

家庭主婦無論是做打掃工作、料理三餐，總是須要使用慣用手、長時間施力，免不了身體往同一側歪斜，偶爾也需要彎著腰工作，因此容易感到腰痠，若不與理會，忍著痠痛繼續工作，很快的，上背肩頸也會跟著痠痛起來。媽媽們也經常買菜提重物，或者時常抱著孩子，必須重複使用某些手部肌肉，以致氣血淤滯不通，便容易產生「媽媽手」、「網球肘」、「五十肩」這類常見的問題。最令人擔心的還不止如此，身形也會隨著年齡的增長而愈發難以控制。

若是能在生活中融入一些經絡按摩拉筋操的動作，將核心肌群強化起來，並時時留意將脊椎保持在中立排列，同時在感到有些痠緊時就伸展一下、動一動，不僅能減少身體不適，更能維持良好的體態，避免多餘的贅肉囤積。

動作編排重點

- 動作 1-2，針對核心肌群進行鍛鍊，強化腹部和臀部的肌肉力量，使我們更容易在生活作息中，保持脊椎的中立排列。
- 動作 3，在核心訓練後，伸展放鬆鍛鍊的肌群，緩和痠緊的感覺。
- 動作 4-7，彈力帶拉筋操，針對手臂線條的雕塑，及肩關節的放鬆能產生良好的效果。
- 最後以動作 8 將胸口及全身經絡擴展開來，使通體舒暢。

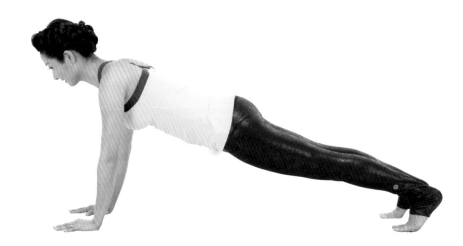

訓練核心肌群，讓體態優雅輕盈。

1 棒式

 這個動作也稱為「平板式」，夾臀收腹，將身體維持得像一片板子一樣平而穩定。

 棒式是強化核心肌群很常見、簡單易學的動作，但是卻很容易因為在動作時，脊椎無法維持中立排列而造成代償。練習前請先參閱動作步驟說明再開始，才能有效的鍛鍊核心，達到雕塑腹部和腰部的效果，若是力量用錯了，用肩頸上背的力量來支撐，很容易適得其反，練得虎背熊腰。（詳見P180）

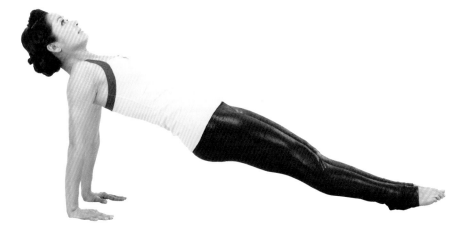

塑腰提臀，保持纖細好身材。

2 反向棒式

 做反向棒式前，請先練習正面的棒式，找到核心施力的穩定
感後，再向後翻轉來到反向棒式。

 當我們夾緊臀部往上推時，不僅能鍛鍊核心肌群，更夠能有
效強化臀大肌，達到提臀塑腰的效果。（詳見P182）

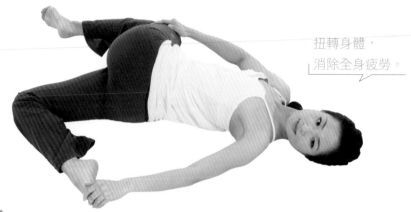

扭轉身體，
消除全身疲勞。

3 脊椎扭轉操

練習完棒式和反向棒式兩個動作後，可以順勢躺下，做脊椎扭轉操來伸展緩和一下。身體像扭毛巾一樣扭轉開來。

能疏通帶脈（如下圖），有利於脂肪的代謝，減少贅肉在腰部堆積。達到雕塑腰部線條的效果。除此之外，還能促進腸胃道蠕動，長期規律練習，能改善消化系統和排便等問題。練習前除了要詳細閱讀練習步驟之外，記得配合呼吸，循序漸進的做動作。（詳見P194）

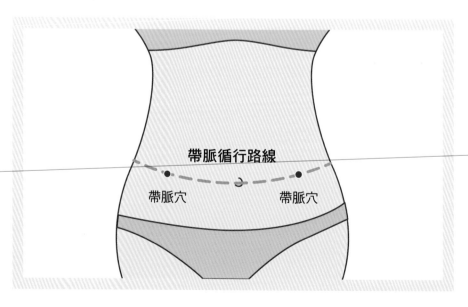

帶脈循行路線

帶脈穴　　　　　帶脈穴

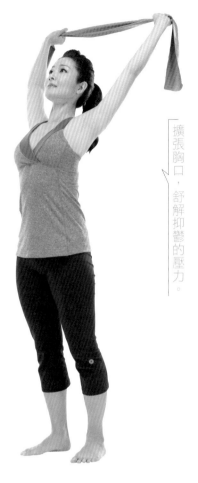

擴張胸口，舒解抑鬱的壓力。

4 毛巾擴胸操

 雙手握著彈力帶或毛巾的兩頭，肩膀記得放鬆下壓，脊椎向上拉長，穩定核心肌群後，將雙手擴開於耳後。

 練習時會感覺到手臂前側痠痠麻麻的，意味著心經、肺經、心包經正加速流動，同時背部肩胛骨周圍的穴道也有被按摩的感覺。做完這個動作後，會感到呼吸順暢，神清氣爽。而當我們夾臀收腹來進行這個動作時，核心也會有微微發抖的感覺，能幫助達到雕塑小腹的效果。（詳見P142）

5 肩關節伸展操

 延續毛巾擴胸操，將一隻手的手臂彎曲枕於頭部，另一隻手向下輕拉，下巴向上抬。

 練習時感覺到手臂前側、掌管心肺功能的經絡舒展開來，同時肩胛周圍也有被按摩的感覺。保持深長的呼吸，動作停留約三十秒，肩膀和上背的緊繃和壓力都會被釋放開來。經常練習，能保持肩關節的柔軟度，減少肩頸僵硬及五十肩等問題發生。（詳見P144）

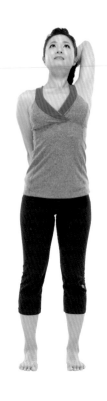

疏通手臂前側經絡，讓心情愉悅。

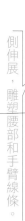

側伸展，雕塑腰部和手臂線條。

6 毛巾側伸展操

 延續上一個動作，將身體微微向一側傾斜。

 手臂的痠麻感轉移到了手臂外側的大腸經、小腸經、三焦經，可促進腸胃道的運行，也能幫助穩定情緒，使心情愉悅。同時，身體側面的肝經和膽經，也被拉長舒展開來，加速身體的排毒和代謝。經常練習以上三個手臂伸展擴胸操，對於手臂線條的雕塑有非常好的效果。（詳見P146）

7 前彎毛巾操

可放鬆頭部、肩頸的緊繃。

 完成前面三個動作後，身體順勢往前彎，手臂自然垂放，把身體所有力量都交給地心引力。

 這個動作不僅能疏通貫穿身體後側的膀胱經，加速身體緊繃疲勞的代謝，同時也能從另一個角度，伸展按摩肩關節周圍的經絡和穴點，增加肩關節的彈性。頭部向下放鬆，使氣血向頭部流通，能達到提神醒腦的效果，一舉數得。（詳見P148）

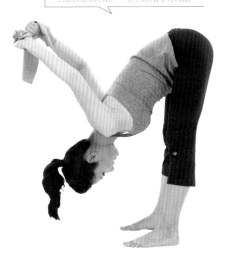

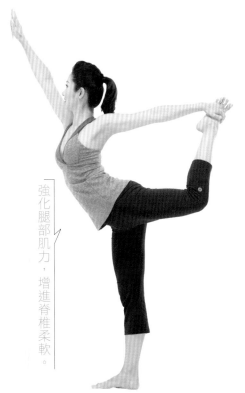

強化腿部肌力，增進脊椎柔軟。

8 扶牆舞蹈式

 一隻手扶著牆，另一隻手則抓住腳背，手和腳一起向上延伸，相較於不扶牆的舞蹈式，扶著牆能讓我們更放心的將身體延展開來。

 胸口擴開了，手臂和腿部拉長了，腰、背也得到按摩，感覺自己的全身完全擴展。保持深長的呼吸稍做停留，完成後會感覺好像成為全新的自己，所有疲憊都一掃而空。（詳見P160）

勞力工作者&運動後
想紓解疲勞的人

　　長時間從事耗費體力的工作者，最需要藉由拉筋伸展，放鬆疲累一天的肌肉。勞力工作必定是重複使用著某一些大肌肉，很容易造成乳酸堆積而使得肌肉痠痛。

　　為了避免今日疲勞造成過多乳酸堆積，持續累加痠痛感，最簡單易執行的就是拉筋。當你按壓肌肉會感到痠痛，這種現象就類似中醫所講的「氣瘀」。

動作編排重點

- 動作 1、2，辛苦的工作或運動行程結束後，肩頸容易感到緊繃疲勞，前面兩個動作先針對肩頸部位伸展放鬆。
- 動作 3、4，能快速有效的恢復脊椎彈性，快速釋放疲累和痠痛感。
- 動作 5-8，在床上即可進行的助眠拉筋操，睡前拉拉筋，能大幅減少失眠問題，提升睡眠品質。
- 肌肉僵硬不能忍，十五分鐘拉拉筋，促進身體修復能力。

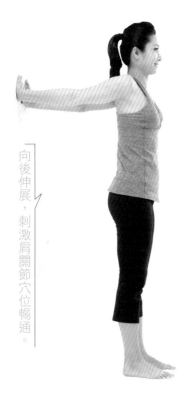

向後伸展，刺激肩關節穴位暢通。

1 扶牆擴胸操

 脊椎拉長向上，保持脊椎中立排列（詳見P63），雙手在背後扶著牆壁後，慢慢往上移動，手往上移動的同時，身體也須跟著往前稍為移動，使身體保持垂直地面，如此才能站得穩，伸展時也會比較輕鬆。手部能夠向上到哪個位置，可視個人的情況自由調整，不必過於勉強。（詳見P157）

 這個動作能刺激肩關節周圍的穴點，對於肩關節保健有良好的效果。

2 膽經舒展操

 拉著手腕，向一側伸展，臀部向伸展拉長的一側推。

 使貫穿身體側面的膽經流通運行，加速排毒，將累積在體內的疲勞釋放開來，同時補充能量，幫助臟腑和關節恢復元氣。（詳見P169）

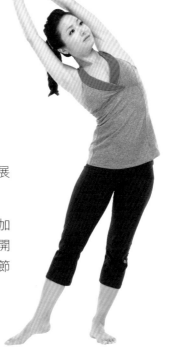

消除手臂和腰部的疲勞。

79

舒展背部,消除痠痛。

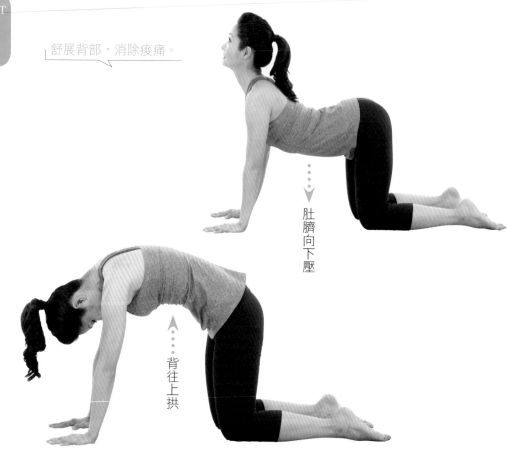

肚臍向下壓

背往上拱

3 牛貓式

從四足跪姿開始,配合深長的呼吸,身體一上、一下的拉伸,幫助我們找回脊椎與生俱來的彈性與活力。

長時間工作或從事較激烈的運動後,身體難免感到緊繃,做做牛貓式能啟動自癒力,加速身體的修復,對脊椎的保健既簡單又有效。（詳見P173）

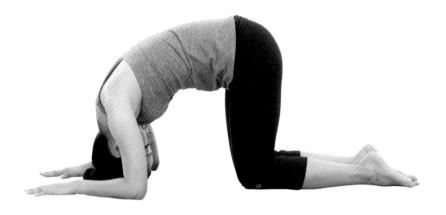

按摩頭部穴位，伸展頸部，使氣血流通順暢。

4 嬰兒式

 以嬰兒式為起始動作，前後滾動頭部，可以輕鬆的按摩到頭頂上方的許多穴點。

 經常按摩頭頂上方的穴點，能使頭腦思緒清晰、耳聰目明，也能舒緩鼻塞症狀。頸部後側容易累積氣結，阻礙氣血流向頭部，透過嬰兒式動作疏通脖子後側的經脈，能啟動全身循環，快速緩解身體疲勞。（詳見P135）

可疏通膀胱經，消除背部僵硬。

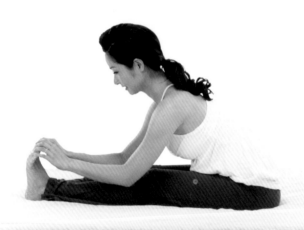

5 坐姿前彎操

脊椎拉直向上，使下腹往大腿的方向靠近，感覺到腿後側痠痠緊緊的，背部延伸到頸部後側也有些痠麻，這是背後的膀胱經開始疏通的感覺。

膀胱經是人體最大排毒通道，啟動膀胱經的運行，不但能舒緩腿部的疲勞，也能將累積在身體裡的毒素帶離，加速身體的自癒力。（詳見P107）

伸伸懶腰，消除肩膀痠痛。

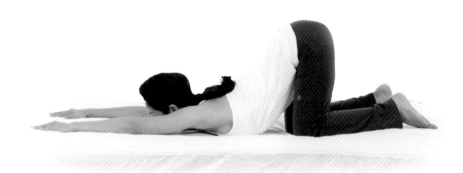

6 貓伸懶操

 大腿垂直地面，將上背肩頸放鬆，向下靠近地面。若是感到肩膀緊繃不適，可在胸部和下巴的位置墊一個枕頭。

 這個動作能按摩到頭顱下方的天柱穴和大椎穴。這兩個穴點是放鬆頭腦，清理負面情緒非常有效的穴點，做完這個動作，會感覺到所有煩惱都拋諸腦後，神清氣爽。（詳見P192）

身體左右反向扭轉，放鬆全身肌肉。

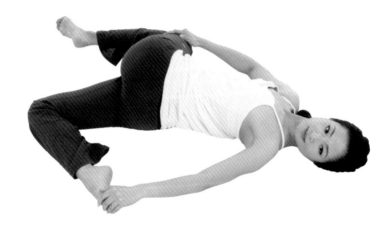

7 脊椎扭轉操

 一隻手固定膝蓋，一隻手拉著腳背，將身體拉開，扭轉腰部，喚醒帶脈的流動。

 因為貫穿上下半身的經絡都需要流經帶脈，因此伸展帶脈，也等於啟動全身氣血的運行。所以當身體感到疲憊，我們自然會想扭扭身體、伸伸懶腰，而這個脊椎扭轉動作可以最有效、最徹底的扭轉全身，達到舒壓解勞的效果。（詳見P194）

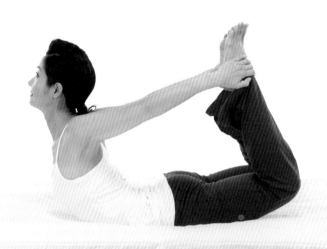

8 弓式

 雙手握住腳踝外側，腳輕輕向後踢，此時，身體被往上帶起，胸口擴開了，手臂外側的大腸經、小腸經、三焦經也獲得徹底伸展。

 此動作可同時疏通身體前側及手臂的經絡，並且按摩背後的膀胱經，做完後一定能感到通體舒暢，十分放鬆。（詳見P193）

年長者&
想增加關節彈性的人

　　隨著年齡增加，身體機能逐漸退化，筋骨愈來愈僵硬是很自然的現象，最常見的老人病如五十肩、脊椎僵硬、退化性關節炎等問題，使得老年人行動緩慢不便。而這些問題，多半與肌肉流失加速，關節彈性減退有關，如果能在老化前就開始持續運動，可以非常有效的減緩退化現象。提升並保持體適能，能讓身體忘記老化，就算年過七八十，依舊能保有健壯的體魄。

　　愈早養成規律運動、拉筋伸展的習慣，對身體的幫助愈大！身體已有一些病痛的長者，現在開始也不遲，這些動作都是十分安全，且簡易無難度的喔！

動作編排重點

- 動作 1-3，早上醒來不必急著下床，擴擴胸，拉拉肝經和膽經，再做做手掌開合操使呼吸順暢、心情愉悅，開啟美好的一天。
- 動作 4-6，針對肩關節安排不同方向的伸展，能有非常快速有效的減緩肩背僵硬，能避免或改善五十肩的發生。
- 動作 7、8，脊椎感到緊繃、僵直時，快速活絡筋骨，使身體恢復彈性及活力。
- 溫和緩慢的伸展身體，放鬆肌肉，好像在幫自己按摩一樣。
- 維持身體機能，延遲退化，享受高品質的生活。

抬頭挺胸、雙手高舉、深呼吸,增加腦部含氧量。

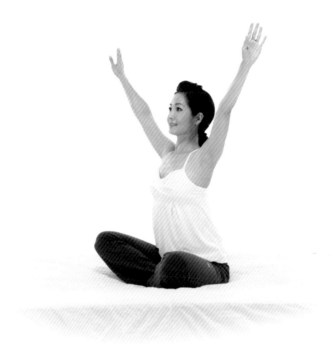

1 舉手擴胸操

 雙手向上擴開,一個簡單的動作,就能將抑鬱在胸口的壓力、疲勞、緊張、焦慮都釋放開來。

 掌管心肺功能的心經和肺經,以及位於兩乳頭連線中央的膻中穴,都能藉由這個動作獲得疏通。若是感到胸悶、呼吸不順暢,或是心情煩躁,不妨做做這個動作並專注呼吸,很快的就能感覺到舒服、放鬆。(詳見P109)

疏通肝經、膽經，保持好氣色。

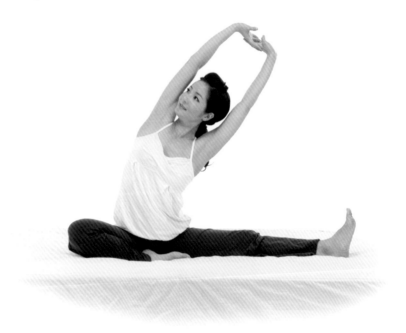

2 **分腿側伸展操**

 一隻腳向內彎，一隻腳放鬆伸直。手臂向上舉起，往伸直腿的那一側傾斜。

 半劈腿的坐姿，能促進腿部內側，脾、肝、腎三條經絡的運行。雙手向上伸直，往一側伸展，能疏通身體側面的肝經、膽經，以及手臂外側的大腸經、小腸經、三焦經。若是雙手向上舉起互握時，會感到肩膀緊繃，也可將下面一側的手輕鬆放在腿上，讓自己能舒舒服服的來做動作。（詳見P110）

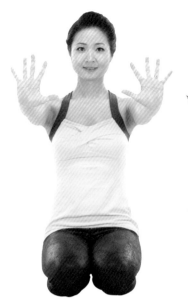

3 手掌開合運動

 雙手用力張開,再用力握拳後下
壓,做五～八次。

👍 手掌是對應整個身體的縮影(如
下圖),刺激手掌的穴位,便可
調理四肢及五臟六腑的運行,時
常動動手掌,或以指壓的方式雙
手互相按摩,是簡單又有效的養
身法。(詳見P203)

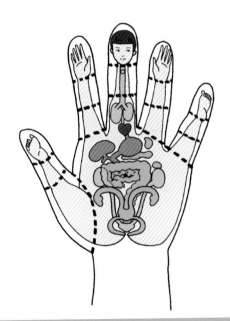

Point

手掌對應我們的身體:中指就像身體的「中線」,是頭與脊椎;食指
是右手、大拇指是右腳;無名指是左手、小指是左腳。當特定部位出
現不舒服的感覺時,只要揉一揉、按一按、轉一轉、拉一拉對應的手
指,就可以達到放鬆與減緩不適的效果。

伸展肩關節，消除五十肩。

用毛巾輔助

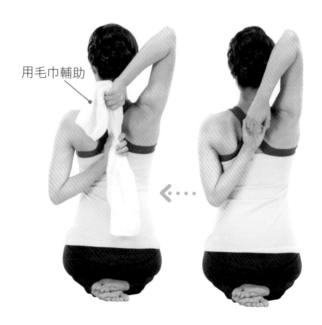

4 雙手背後互握操

 準備一條毛巾，讓雙手可以輕鬆的在背後互相靠近，配合深長的呼吸，感覺肩關節變得比較輕鬆後，可讓雙手漸漸更靠近些。

 這個動作有助於肩關節的保養，經常練習這個動作，能減少五十肩及肩頸僵硬發生的機會。動作十分簡單，效果卻很顯著。（詳見P204）

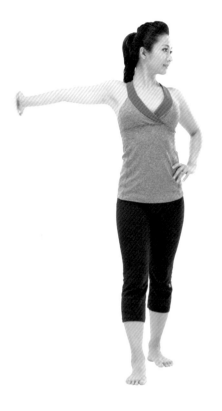

疏通心經、心包經，保養心肺功能。

5 手臂伸展操

 單手扶牆，手指朝向後方，同側腳往前跨一小步，身體向另一側微微旋轉，頭部也一起往外轉。

 此動作可擴展胸與肩之間的空間。現代人因為生活習慣的關係，常聽到肩關節沾黏的困擾，若是經常練習這個動作，便能避免這類病變的發生。（詳見P155）

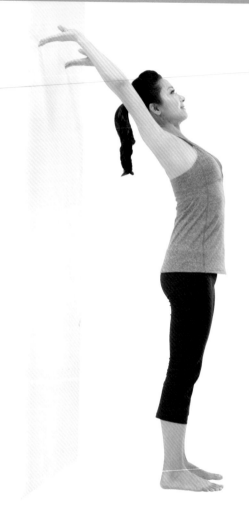

雙手向上向後擴張，任脈疏通，促進循環。

6 展開雙臂深呼吸

 背對牆站立，雙手向上舉起，輕輕碰觸背後的牆壁，下巴微抬，把注意力專注在呼吸上。

 打開身體中軸，加速任督二脈的運行，啟動身體的自癒功能。練習時，脊椎務必保持中立，骨盆回正，切勿出現折腰的動作，如此一來還能鍛鍊核心肌群，達到保健脊椎的效果。（詳見P159）

挺直向後扭轉，疏通督脈、
膀胱經，改善腰酸背痛。

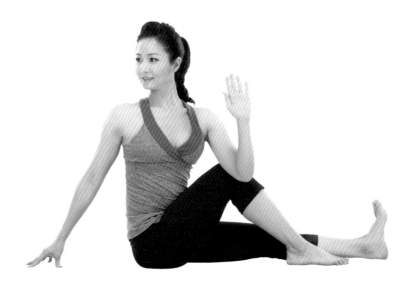

7 坐姿扭轉操

 脊椎拉長向上之後，向一側扭轉，直到覺得好像水龍頭被轉
緊、無法繼續時，停留一下，保持深長的呼吸，感覺背部深
層的經穴得到按摩。

 常常做這個動作，可使脊椎保持彈性與活力，也能減少許
多背部僵硬疼痛的問題，走起路來，自然更加輕盈。（詳見
P171）

保持脊椎彈性，常保青春活力。

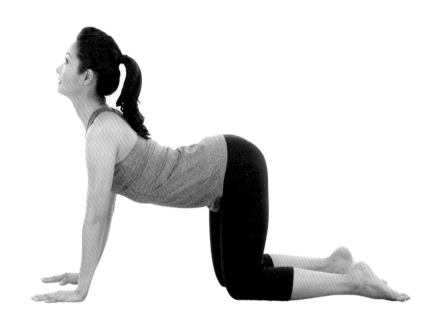

8 牛貓式

 以四足跪姿為起始動作，讓身體彎曲呈 U 字型後，再來到倒 U 字型，上下來回伸展脊椎。

 這個動作能有效保持脊椎彈性，使身體保持在年輕、有活力 的狀態。隨著年齡增長，脊椎的椎間盤彈性減少，若又因為 久坐、久站或姿勢不良，壓迫了某幾椎，便會引發痠痛，甚 至造成椎間盤突出，因此常常練習脊椎的保健運動是很重要 的。（詳見P173）

久站工作者&
想雕塑臀腿線條的人

教師、專櫃人員等需要較長時間站立的工作者，一整天下來，脊椎僵硬，腿部痠痛是常見的問題，若沒能在每天工作後舒緩放鬆，日積月累之下，就會讓腰部、臀部、腿部壓力引發成為長期的下背痛、腿麻、蘿蔔腿等問題。

人體有多條經絡流經雙腿，包括胃經、脾經、肝經、腎經、膽經、膀胱經等，表示這些經絡相對應臟腑的運行，都與腿部循環是否良好有關。尤其小腿肚是人體第二個心臟，是離心臟最遠的大肌肉，負責協助將心臟送出去的血液，由下而上送回心臟，腿部如果缺乏彈性，也會影響全身的氣血循環和代謝。伸展按摩小腿肚，全身的疲勞都能獲得紓解，五臟六腑的運行順暢了，不適的症狀也能一併改善。

動作編排重點

- 動作 1-4，分別針對腿部後側、外側、內側，以及髖關節、膝關節、踝關節進行伸展，使得腿部肌肉與關節恢復應有的彈性，加速氣血運行，快速改善水腫、蘿蔔腿、腿部痠麻，或關節不適等問題。

- 動作 5，強化核心肌群與骨盆底肌，不僅達到雕塑臀腿的效果，也能在站立時，減少腿部負擔，大幅減少腿部症狀的產生。

- 動作 6、7，最後兩個緩和動作，能促進上半身與下半身氣血的溝通連結，使全身循環加速，氣結和疲勞感很快就能被代謝舒緩。

拉拉腿筋，消除蘿蔔腿。

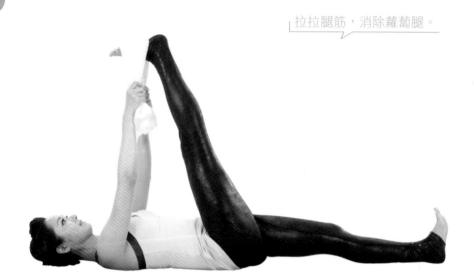

 1 **腿後側伸展操**

 輕鬆平躺於地面，以毛巾套著腳底，雙手分別握著毛巾兩側，輕輕往身體方向拉，使腿部往身體靠近。

感覺腿部後側痠痠麻麻的，這是膀胱經開始加速流通的感覺，可加速全身代謝功能，消除疲勞。若是感覺太過痠緊而影響呼吸的順暢，膝蓋可以微微彎曲，在下方的腳也可彎曲，動作過程中要感到舒服才是最重要的。（詳見P213）

疏通腿部經絡，跟痠痛說掰掰。

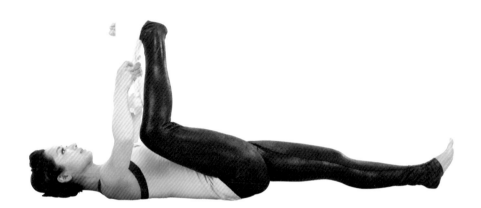

2 腿外側伸展操

 延續上一個動作，將膝蓋向外彎曲，再將腳輕輕的往頭部的方
向拉。

 練習時會感覺腿部外側的膽經被伸展開來，促進身體的排毒
功能，也能改善坐骨神經問題，並且達到瘦腿的功能。（詳見
P215）

消除腿部痠麻，舒緩腳踝與腳底疲勞。

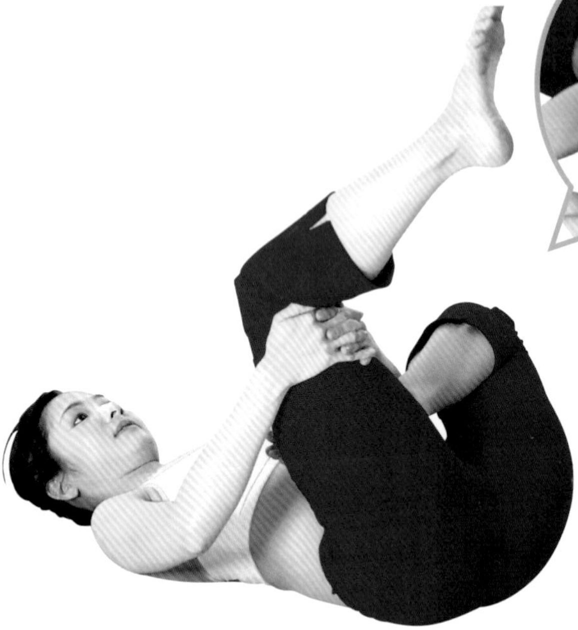

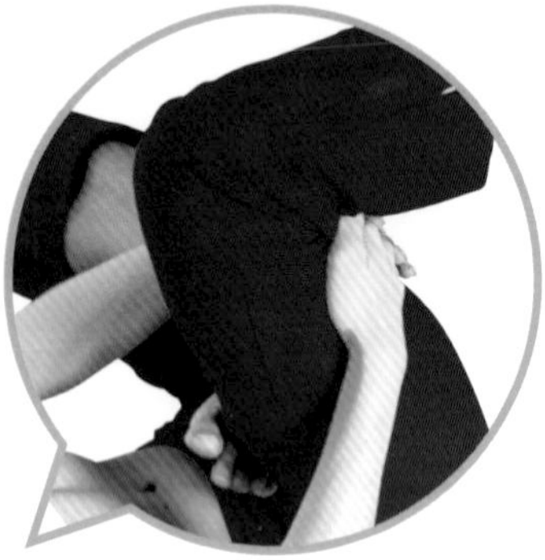

3 大腿外側及腳踝伸展操

一隻腳的腳背，盤在另一隻腳的大腿上，再用雙手將大腿往
身體方向輕拉。

練習時會感覺到大腿外側、髖關節、踝關節都獲得伸展。髖
關節緊繃，容易有腰痠或坐骨神經的問題；而踝關節柔軟度
不足，腳踝容易扭傷。這個動作是保養腿部關節，十分簡單
又有效的動作。（詳見P216）

躺著劈腿，消除腿部疲勞。

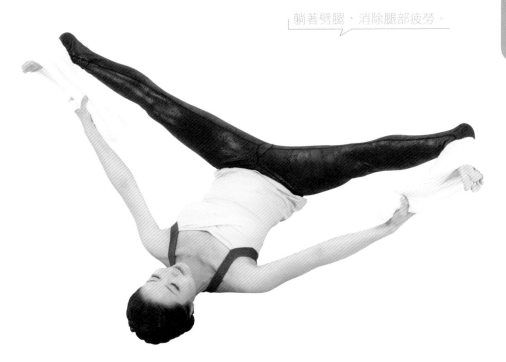

4 腿內側伸展操

 雙腿向外張開，兩條毛巾分別套著雙腳，雙手輕鬆幫忙往地面的方向拉。

 此動作使腿內側的脾、肝、腎三條經絡都疏通開來。若是家中有足夠的空間，雙腿完全貼著牆來練習也會非常舒服，如此就不須使用毛巾，只需要藉牆壁的阻力，來讓腿張到最開，就能放鬆的享受腿內側伸展的舒適感。（詳見P218）

強化腰椎周圍的肌肉力量，減少腰痠的發生。

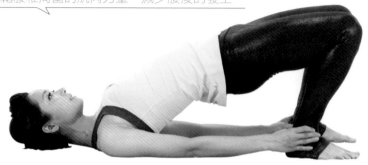

5 橋式

雙手分別扶著雙腳的腳踝，臀部夾緊往上推。

這個動作不但能緩解腰部的不適，還能強化核心肌群及骨盆底肌的力量，減少腰痠復發的機會，對於泌尿系統及生殖系統也都很有幫助，同時還能達到雕塑腰部和腿部線條的功效。（詳見P184）

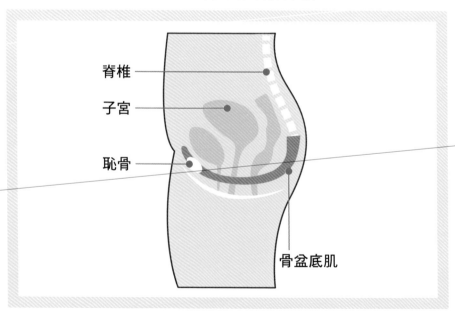

脊椎

子宮

恥骨

骨盆底肌

把身體捲成一個圓球，緩解久站後的腰痠不適。

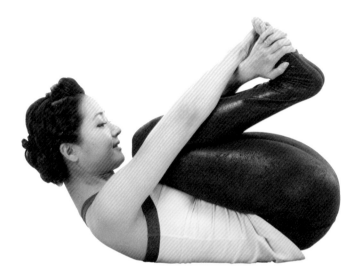

6 拔瓦斯式

 練習橋式後，緊接著以拔瓦斯式，作為反向的舒緩伸展。膝
蓋彎曲併攏靠近身體，雙手交叉抓著腳底，下巴靠近膝蓋，
整個身體捲曲在一起。

 將因站立一整天而受到長時間壓迫的腰部拉長，下半身的疲
勞感能快速解除。（詳見P186）

反向扭轉上下半身，消除全身壓力。

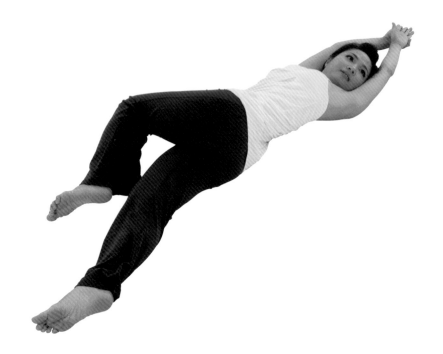

7 床上扭轉操

平躺在床上，雙手向上舉起，想像整個身體拉到最長，再開始扭轉腰部，左膝往右邊的地板靠近，左肩往右邊的地板靠近，感覺全身的經絡都一起延展開來。

完成了上述六個動作後，以扭轉操做總結，會感到身心舒暢，十分放鬆。（詳見P105）

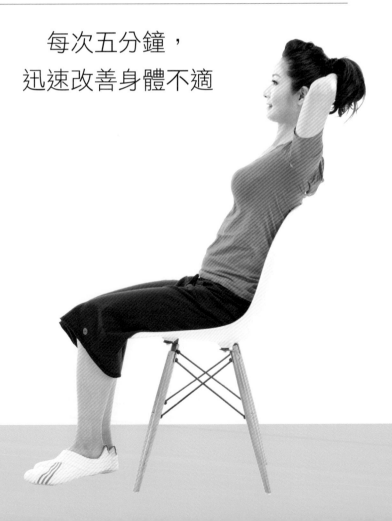

PART

4

實踐應用篇

每次五分鐘，
迅速改善身體不適

快速緩解睡醒時的頭昏腦脹

本章節針對十個現代人最常見的文明病，分別設計了四個看了就能做、簡單易學的經絡按摩拉筋操，教你如何利用短短的五分鐘，隨時隨地動起來！

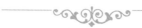

鬧鐘響了，但眼皮重得不得了，身體仍然好沉重，真想多賴一會兒床！這種經驗大家一定都不陌生。別擔心，這是很正常的現象，因為身體長時間固定躺姿，氣血循環較為緩慢，突然要起身，當然需要一點點的適應時間，賴賴床，順便拉拉筋，其實是非常棒的養生方法。

早上醒來，先不急著站起來，躺著伸個懶腰，再坐起來拉拉筋，接著站起來動一動，循序漸進，然後搭配幾個頭部重點穴道按摩，只要五到十分鐘，溫柔的喚醒身體，不但能讓我們帶著充沛的活力與愉快的心情，開啟美好的一天，更能減少許多腰痠背痛、落枕等問題。

床上扭轉操

　　這個動作能疏通腰部的帶脈及背後的膀胱經，膀胱經流經脊椎兩側，上面有許多俞穴，睡醒先做一做扭轉運動，可按摩到脊椎周圍的經穴，如肺俞、心俞、肝俞、膽俞、脾俞、胃俞等俞穴，喚醒五臟六腑，促進血液循環，使身體慢慢甦醒過來。

1 躺姿，吸氣，雙手向上舉起，雙腳併攏，手往上延伸，腳向下延伸，感覺整個身體、脊椎被拉長開來。

吸

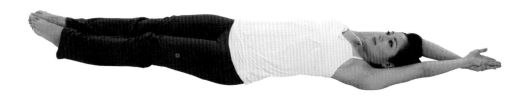

2 吐氣，舉起左腳往右邊的床上放，再將翹起的左肩儘量壓回床上，頭轉向左邊，再次將雙手向上延伸，右腳向下延伸，停留於此姿勢，保持深長的呼吸。

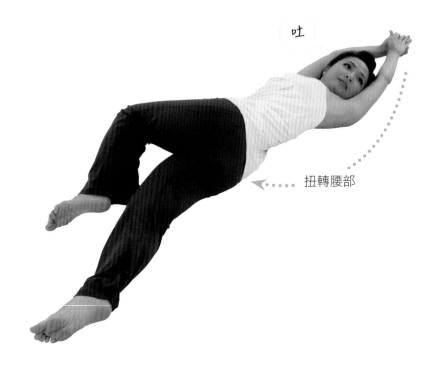

吐

扭轉腰部

3 換邊做相同動作。

停留時間▶每邊停留三十秒，約為五～八次深長的呼吸。

還原動作▶吸氣時還原回到躺姿，吐氣放鬆。

坐姿前彎操

　　慢慢坐起後，也不要馬上站起來，透過坐姿前彎操可疏通流經頭、頸、背部的督脈，和遍及整個背部及腿後側的膀胱經，可將長時間躺姿所造成的頸、背部僵硬舒展開來。此時，你會感覺到背部痠痠麻麻的，這就是氣血流通的感覺，動作停留一段時間，痠麻的感覺就會減緩，表示經絡活絡起來了。

1 坐姿，雙腳伸直併攏，吸氣，挺直
脊椎，雙手互握向上舉起。

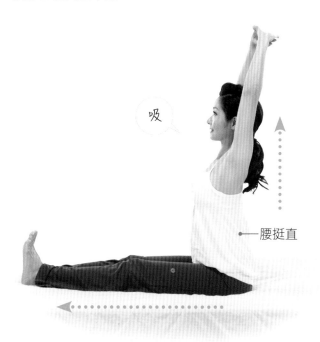

吸

腰挺直

2 吐氣，拉直脊椎慢慢向前彎，雙手輕輕抓住腳趾，慢慢的往內勾，抓不到腳趾也可將手輕放在腿兩旁，感覺到背部有痠麻的感覺。

停留時間▶停留約五～十次深長的呼吸，直到背部痠麻感逐漸消失。

還原動作▶吸氣時，緩緩的回到Step 1。吐氣放鬆，將雙手放下。

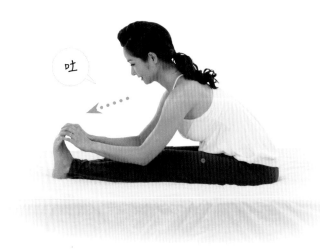

舉手擴胸操

　　高舉雙手深呼吸，這看似簡單的動作，不但可開胸，打通任脈，啟動心肺運作，增加腦部的含氧量，使呼吸順暢、精神飽滿，且由於按摩到了胸腔上的許多穴點，如膻中穴、中庭穴等，心情也會跟著開闊起來。每天就用這個動作，跟昏昏沉沉的腦袋及起床氣說再見吧！

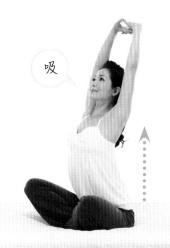

吸

1 吸氣，雙手向上伸直舉起於耳朵兩旁。

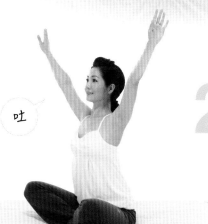

吐

2 吐氣，雙手微微向後拉，使手臂停留在耳後，下巴微抬往上看，將胸口擴開。

停留時間▶停留約五～十次深長的呼吸，直到手臂及肩頸痠麻的感覺逐漸消失。

還原動作▶吐氣時，將雙手放下。

分腿側伸展操

保持高舉的雙手稍稍往旁邊彎曲身體，馬上可以感覺到手臂、肩膀、腰部外側獲得伸展，像橡皮筋被拉緊一樣，痠痠麻麻緊緊的，此時疏通的是肝經、膽經，及流經手臂的肺經、心經等。透過這個動作喚醒了所有臟腑，使元氣生發，開始迎接美好而充滿朝氣的一天。

1 延續上一個動作，將左腳向外伸直做半劈腿坐姿，吸氣，雙手向上伸直舉起於耳朵兩旁。

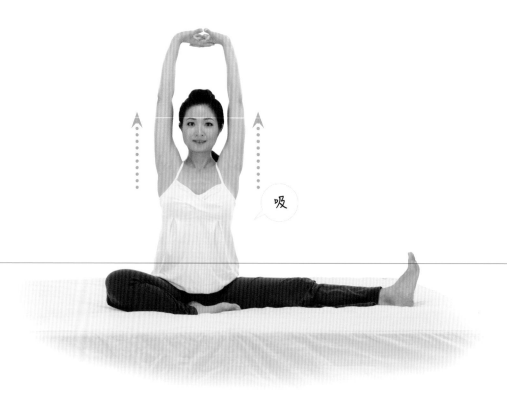

吸

2 吐氣，保持高舉雙手，身體往旁邊彎曲。

停留時間 ▶ 停留約五～十次深長的呼吸，直到手臂及肩頸痠麻的感覺逐漸消失。

還原動作 ▶ 吸氣時，回到Step 1。吐氣放鬆，將雙手放下。

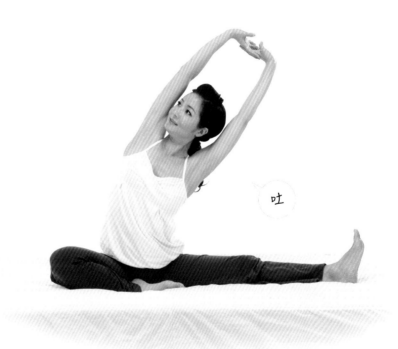

吐

3 換邊做相同動作。

　　起床前，針對頭部及眼睛周圍的穴道做按摩，能消除頭重、讓眼睛明亮，一起床就能神采奕奕。

■ 攢竹穴

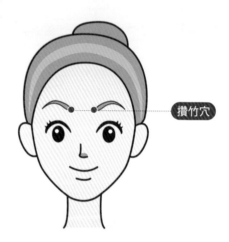

攢竹穴

穴位 攢竹穴位於眉毛前端邊緣凹陷處。屬膽經。

功效 減緩頭部脹痛、偏頭痛，改善眼壓過高、眼睛乾澀疲勞等眼睛的問題。

按摩方式▶

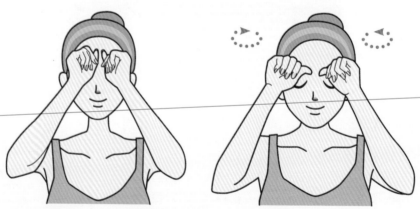

▲ 以大拇指指節，向內按壓約十秒鐘。也可試著輕輕繞圈按壓。

■ 懸顱穴

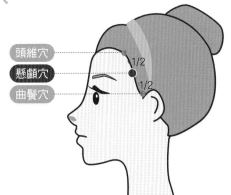

頭維穴

懸顱穴 · · · · · · 1/2

曲鬢穴 · · · · · · 1/2

穴位 懸顱穴位於頭部兩側鬢髮上，頭圍穴與曲鬢穴的中央。屬膽
經。

功效 提神醒腦，減緩頭部脹痛感，使情緒快速平穩放鬆。三個穴點
都按摩，效果更好。

按摩方式▶

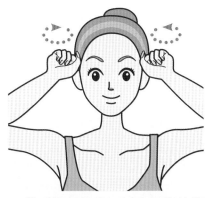

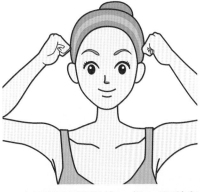

▲ 雙手輕輕握拳，以大拇指的指
節分邊按壓兩邊的懸顱穴，向
內按壓約十五秒鐘，或者輕輕
繞圈按壓十五～三十次。

▲ 也可用四個指節一起，用刮痧
的方式，由上而下刮此周圍的
穴道。

113

■ 太陽穴

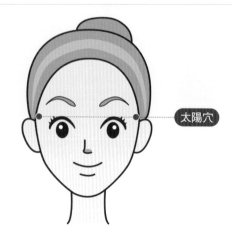

太陽穴

穴位 太陽穴位於前額兩側，外眼角延長線和兩眉後方交會之凹陷
處。屬經外奇穴。

功效 放鬆頭部的緊繃感，舒緩頭痛、肩頸僵硬，快速舒解壓力和疲
勞。

按摩方式▶

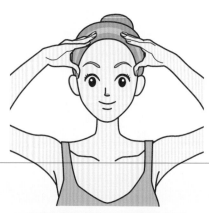

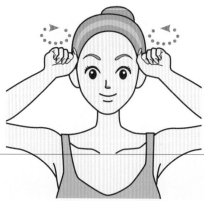

▲ 以雙手大拇指的指腹或指節，
同時分別按壓兩側的太陽穴，
向內按壓約十五秒鐘。

▲ 或者輕輕繞圈，旋轉按摩
十五～三十次。

■ 風府穴

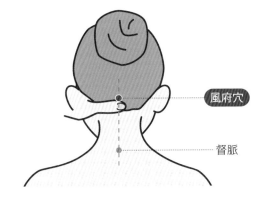

風府穴

督脈

穴位 風府穴位於頭部與頸部的交界處，髮際正中向上一寸（約大拇指寬）之凹陷處。屬督脈。

功效 舒緩感冒症狀，改善頭痛、發燒、暈眩、喉嚨不適。

按摩方式▶

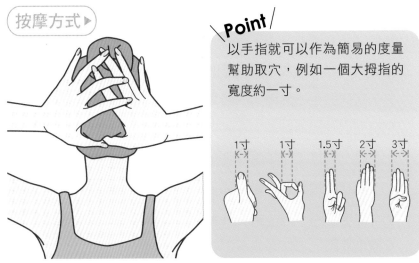

Point

以手指就可以作為簡易的度量幫助取穴，例如一個大拇指的寬度約一寸。

1寸　　1寸　　1.5寸　　2寸　　3寸

▲ 雙手的虎口張開，環抱頭部，慣用手的食指、中指、無名指併攏，以中指往內按壓約十五秒鐘，或以旋轉按壓的方式按摩十五～三十次。下巴微抬會更容易取穴。

迅速改善精神不濟、呵欠連連

坐式生活型態的現代人，常常需要固定同一個姿勢長時間工作，使得身體的氣血循環功能下降，又因為姿勢的關係，壓迫某些身體部位，而產生氣淤的現象，感覺到緊繃、痠痛，呼吸不順、精神不濟。此時，若忍著身體的不適，繼續工作，不但效率不彰，身體也會累積更多的疼痛。

當身體有痠痛感，其實是身體正在和我們對話，提醒我們關照身體的需求。改變一下姿勢，轉換一下心情，若是能養成好好接收身體訊息的習慣，並予以回應，能避免許多疾病發生。然而，一般人卻常因為忙碌而無法抽出一點時間與身體連結溝通，直到症狀變得嚴重，拉了警報，才不得不暫停工作去看醫生，其實是得不償失的。

讓我們帶著覺知過生活，每工作一兩個小時，至少暫停五分鐘，動一動、走一走、做做拉筋操，思考更清晰、身體更舒服，工作必然事半功倍。

椅子擴胸操

　　人體是個小宇宙，需要遵循宇宙的平衡之道，人體正面走的是陰面經絡，而背面走的是陽面經絡，陰陽二氣調和，與宇宙能量場和諧共振，自然能保持身心健康。

　　但工作中，幾乎所有的動作都是在身體前面進行，我們經常不知不覺含著胸、駝著背長時間工作。當我們練習椅子擴胸操時，靠著椅背往後擴胸，能夠提供身體反向的伸展，疏通手臂前側的心經、肺經、心包經，以及身體前方的任脈、胃經、脾經、腎經，並刺激背後肩胛骨周圍的穴點，使全身氣血循環加速，五臟六腑得以順暢運行。完成動作後會立即感覺神清氣爽，疲勞痠痛大幅改善。

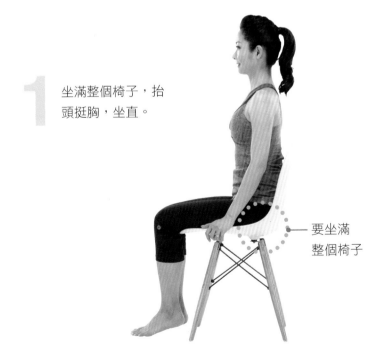

1 坐滿整個椅子，抬頭挺胸，坐直。

要坐滿
整個椅子

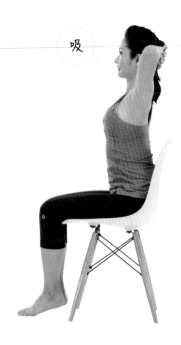

吸

2 吐氣，雙手交握，
枕在頭部正後方，
吸氣預備。

3 下巴抬高、慢慢往後躺，讓肩胛骨下端靠
在椅背上端，讓椅背能夠按摩到肩胛下
端，也就是最常氣瘀的隔俞、厥陰俞等穴
道。手肘往下壓，使胸口完全擴展開來，
手臂內側會有痠麻感。

停留時間▶ 保持順暢而緩慢的呼吸，停
留三十秒，約為五～八次深
長的呼吸。若時間允許，可
以反覆二～三次。

還原動作▶ 吸氣時先收下巴，再回到
Step 2。吐氣放鬆，雙手
放下，動一動身體，甩甩
手臂。

吐

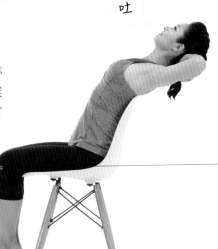

椅子前彎操

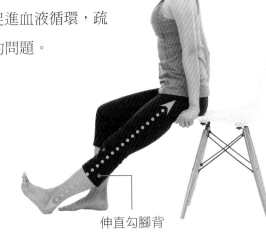

吸

完成後彎動作後，為了反向平衡伸展，可以順勢做一個前彎運動，一方面舒緩背部，一方面伸展腿部後側的肌群，促進血液循環，疏通膀胱經，改善腳痠、腳麻的問題。

1 坐於椅子前端三分之一，一隻腳踩地，另一隻腳伸直勾腳背。

伸直勾腳背

2 吐氣，身體向前彎曲，讓腹部儘量靠近大腿，直到背部和腿後側有痠緊的感覺。

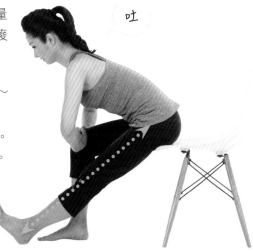

吐

停留時間▶停留三十秒，約為五～八次深長的呼吸。

還原動作▶吸氣時，回到Step 1。吐氣放鬆，動動雙腳。

3 換腳做相同動作。

椅子側伸展操

　　這個動作主要疏通位於手臂內側的心經。只要把手臂舉起枕於頭部後方，就能按摩到位於腋窩心經上的極泉穴。練習這個動作可使心律正常，紓解心理壓力，同時也舒緩肩關節的疲勞痠痛，增加肩關節柔軟度。

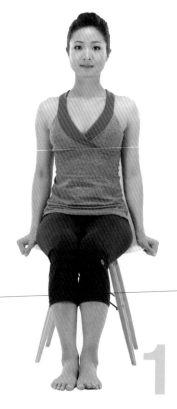

1 坐在椅子前端二分之一，雙腳併攏，踩穩地面。

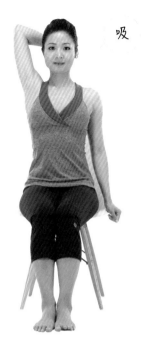

吸

2 吸氣，將右手枕於頭後方，
手掌輕扶在頭部後方。

吐

極泉穴 ——

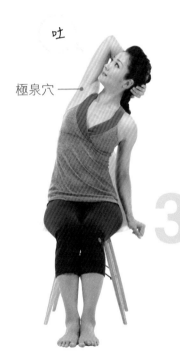

3 吐氣時，頭往右邊轉，身體向左側稍稍傾斜，
直到感覺到身體右側及肩膀有痠緊的感覺。

停留時間▶停留三十秒，約為五～八次深長的
呼吸。

還原動作▶吸氣時，回到Step 2。吐氣放鬆，
回到Step 1。

4 換邊做相同動作。

椅子扭轉操

　　當我們感到疲勞時，除了肩頸僵硬之外，上背及下背也會相當緊繃。這個動作針對背部脊椎兩側的肌群做拉筋按摩，刺激到了膀胱經上的許多俞穴，如肺俞、胃俞、肝俞、腎俞等。俞穴與相關臟腑相通，時常練習這個動作，不但可放鬆鬱結在背部的壓力，對於保養相關臟腑，亦有一定的益處。

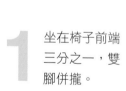

1 坐在椅子前端三分之一，雙腳併攏。

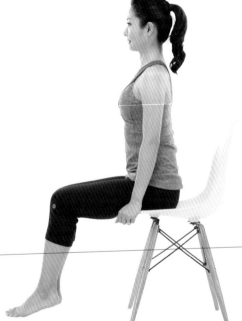

吸

向左轉

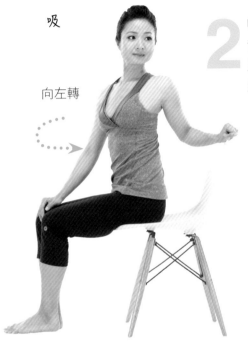

2 吸氣，身體向左後轉，左手扶在椅背上，右手輕扶膝蓋。若感覺到伸展得很徹底，可以停留在此，保持緩慢呼吸，不必繼續至Step 3。

吐

下盤穩定
儘量扭轉

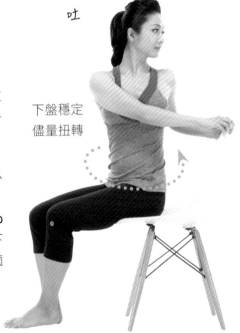

3 吐氣時，頭往左邊轉，帶動身體向左扭轉到底，右手扶椅背，直到感覺脊椎好像扭毛巾一樣，扭到最緊。

停留時間▶停留三十秒，約為五～八次深長的呼吸。

還原動作▶吸氣時，慢慢回到Step 1。吐氣放鬆，感受一下背部氣血加速運行的舒適感。

4 換邊做相同動作。

　　坐在辦公桌前時間太長，氣血循環趨緩，再加上工作壓力使肩頸持續停留在緊繃狀態，肩頸部位的經穴瘀住了，腦部的氣血流通受到阻礙，當然感覺昏沉。只要針對以下幾個穴道做按摩，便可以重振精神，提高工作效率。

■ **風池穴**

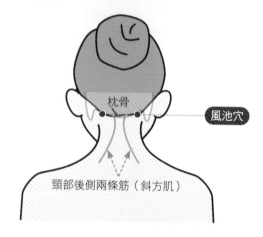

枕骨

風池穴

頸部後側兩條筋（斜方肌）

穴位 風池穴位於枕骨下方，頸部後側兩條筋（斜方肌）外緣凹陷處。屬膽經。

功效 減緩頭痛、暈眩、感冒症狀，改善失眠。

按摩方式 ▶

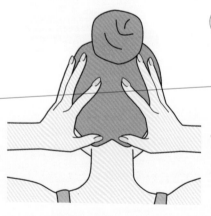

◀ 雙手的虎口張開，環抱頭部，以大拇指往頭骨的方向按壓十五秒，或以旋轉按壓的方式按摩十五～三十次。下巴微抬會更容易取穴。

■ 天柱穴

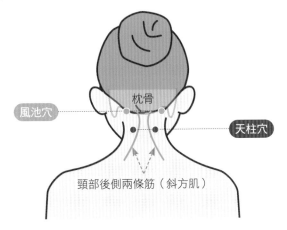

風池穴

枕骨

天柱穴

頸部後側兩條筋（斜方肌）

穴位 天柱穴位於頸部後方髮際外緣凹陷處，風池穴下約二公分處。屬膀胱經。

功效 舒緩頸部僵硬、鼻塞、頭痛等症狀，改善落枕、提神醒腦。

按摩方式▶

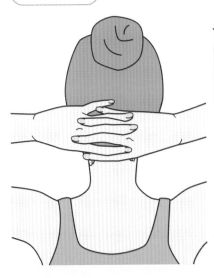

\Point/
如果是頸椎關節病變引起的頸部頭痛，在按摩前，要先尋求專業的醫學治療與建議。

◀ 雙手的虎口張開，手指互扣環抱頭部，以大拇指往頸椎的方向按壓十五秒，或以旋轉按壓的方式按摩十五～三十次。下巴微抬會更容易取穴。

■ 大椎穴

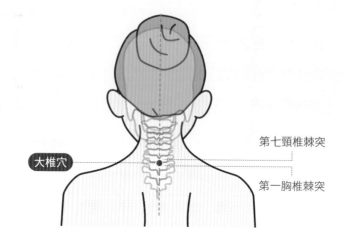

第七頸椎棘突

大椎穴

第一胸椎棘突

穴位 低頭時，頸部中線第一個凸起（第七頸椎）、下方凹陷處。屬督脈。

功效 清腦寧神，使人的陽氣升發，而感到活力充沛。可緩解頭痛、肩頸僵硬、鼻塞，改善落枕、中暑所引發的症狀。

按摩方式▶

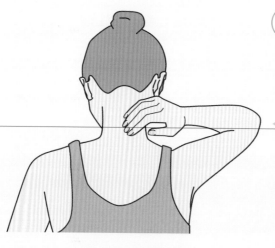

◀ 低著頭，慣用手的食指、中指、無名指併攏，環繞頸部後方，以中指往內按壓約十五秒鐘，或以旋轉按壓的方式按摩十五～三十次。

▪ 翳風穴

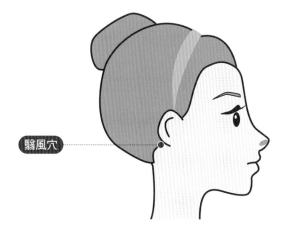

翳風穴

穴位 翳風穴位於耳垂後方凹陷處，往內按壓會有痠麻感。屬三焦經。

功效 改善頭痛、暈眩、昏沉、鼻塞，以及耳鳴等耳朵相關的問題。

按摩方式▶

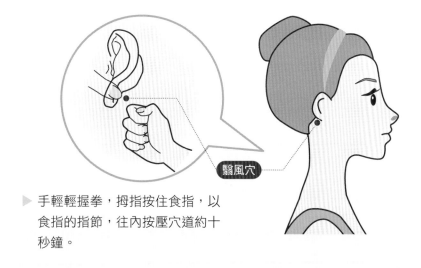

翳風穴

▶ 手輕輕握拳，拇指按住食指，以食指的指節，往內按壓穴道約十秒鐘。

頸部僵硬，
頭痛不適時

　　頸部僵硬幾乎是現代人的通病，無論是壓力大、情緒低落、疲勞、沒睡好……許許多多的原因都會造成頸部僵硬。頸部的經脈是連結頭部和軀幹的溝通管道，頸部上的氣節若沒能及時處理，則可能向上引發頭痛，向下造成肩部和上背部緊繃痠痛。

　　若覺察到脖子有點緊繃僵硬時，馬上做做以下幾個經絡拉筋操，並按摩重點穴道來舒緩，即能避免頭痛、精神不濟、失眠、背痛等更嚴重的問題。

　　同樣的，若是感覺到頭痛、肩膀痠緊，也必須先從頸部周圍的經穴著手，方能有效達到減緩不適症狀的效果。

頸部伸展操

　　很多人想要消除脖子的緊繃感，第一個想到的動作就是繞轉頭部，但是頭部並不適合動態的轉動。不當的動態轉動可能會造成頸椎壓迫，適得其反。靜態而深層的伸展不但安全，而且更有效。試著將頭部往幾個不同方向伸展，一步步疏通每個鬱結的位置。

　　頭痛時做這個伸展動作，會感到特別痠緊，這時候，你可以停留久一點的時間，直到痠緊的感覺舒緩了，再進行下一個方向的伸展。

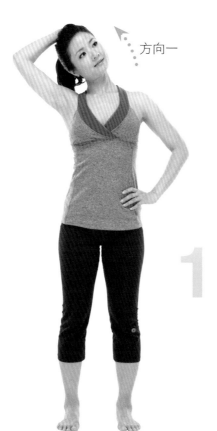

方向一

1

方向一：疏通頸部側面的經絡。右手輕扶左耳，將頭部往右肩膀的方向輕壓，一邊做完後，換邊做相同動作。

129

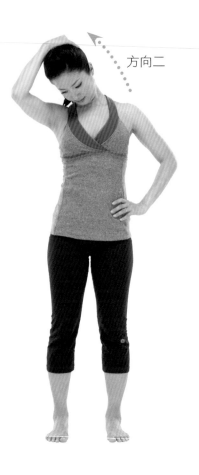

方向二

2 **方向二**：疏通頸部斜後側的經絡。將手扶在頭部的斜後方，往對稱方向的斜前方壓。左右兩邊各做一次。

3 **方向三**：轉頭運動，頭往側面轉到底，想辦法在身體不動的情況下，盡力往後方看。左右兩邊都做一次

停留時間 ▶ 從方向一到方向三，共有六個伸展方向，每一個方向皆停留五～八次深長的呼吸。

還原動作 ▶ 吸氣時，慢慢回到中立位，吐氣放鬆。

舉手點頭操

　　這個動作很容易做，也能快速達到按摩拉筋的效果。當我們將雙手舉起往後擴，同時頭部往前點，頸部後側的督脈和膀胱經被拉長伸展，時常氣瘀的頸椎周圍穴道疏通了，頸部僵硬、頭昏腦脹的症狀，當然能隨之緩解。

吸

1　吸氣，雙手互握於頭部後側，掌心朝前。

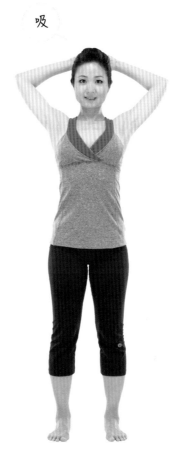

2 吐氣，頭往前點，下巴靠近胸口，同時雙手儘量往後擴開。頭和手做反方向的拉伸。

停留時間 ▶ 動作做到最盡力時，感覺到頸部後側痠痠麻麻的，此時做五～八次緩慢深長的呼吸，直到痠麻的感覺逐漸減少。若第一次痠麻減緩的情況不明顯，可還原休息一下，再做第二次。

還原動作 ▶ 吸氣時，慢慢回到Step 1。吐氣放鬆，先將雙手向上舉起拉長，再輕輕放下。

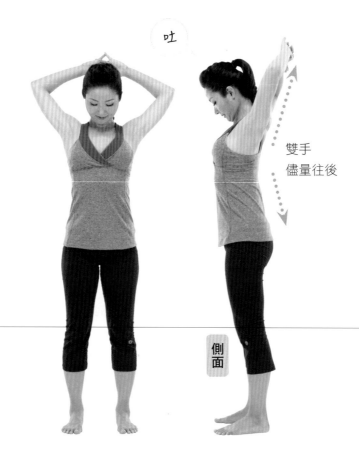

吐

雙手
儘量往後

側
面

三角式前彎

頭痛時感覺昏昏沉沉，思緒不清楚，精神不容易集中，表示腦部缺氧了。做三角式前彎時，頭部往下垂，讓血液流回心臟和頭部，促進血液循環，可直接改善頭部的不適，也能使呼吸更順暢。

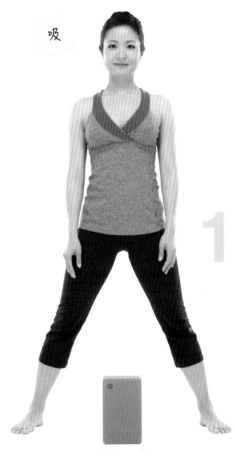

吸

1 雙腳自然張開約肩的一‧五倍寬，吸一口氣預備。

肩的1.5倍

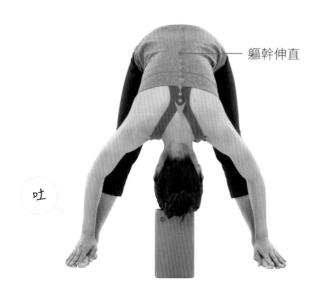

軀幹伸直

吐

2 吐氣時，挺直背部將身體慢慢向前彎，手臂也跟著向下放鬆，直到感覺
到軀幹垂直向下拉長，將所有力量交給地心引力，頭部可以放在瑜伽磚
上幫助放鬆。（可疊幾本書或幾個枕頭來替代瑜伽磚）。

停留時間▶ 做這個動作時，應該是非常舒服放鬆的，就好像把頭倒過來
休息一下。可依照自己的情況多停留一會兒。記得保持緩慢
而深長的呼吸。

還原動作▶ 吸氣時，慢慢將脊椎一節一節向上捲上來，頭部一直保持放
鬆向下，最後才還原頭部，回到站姿。

嬰兒式

頭痛時，主要是因為頭部和頸部的穴道氣淤，若能按摩刺激一下這些穴道，頭痛便能緩解。針對頭部穴道按摩和頸部經絡疏通，嬰兒式有良好的功效。

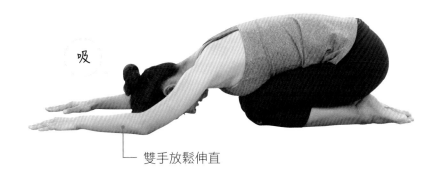

吸

雙手放鬆伸直

1 以嬰兒式做為預備動作，放鬆的跪趴在地上，雙手向前伸直放鬆。這個動作不適合在床上或太軟的墊子上做，否則穴道按摩的作用會大打折扣。若沒有瑜伽墊，可用浴巾對折到自己覺得恰當舒適的厚度，墊在頭部下方。

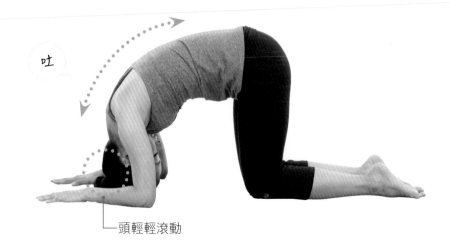

吐

頭輕輕滾動

2 吸氣預備。吐氣時，頭部位置固定，臀部慢慢提起，背部慢慢往前推。這個過程中，頭部會像一顆球一樣，往前滾動，此時可刺激按摩到頭頂上方的穴道。當往前滾到無法繼續時，背部和頸部後側被伸展到最徹底，頸部後側會有被拉緊和按摩的感覺。在這個位置止息停留約五秒。

3 吸氣，再慢慢的將頭部滾回來。臀部放下，回到嬰兒式。

反覆次數 ▶ 重複Step 1～Step 3，來回滾動三～五次後，停留在嬰兒式休息一下。

╲Point╱

本單元四個動作皆完成後，若時間允許，可停留在嬰兒式休息五～十分鐘。重新醒來後，若頭痛的症狀緩解，眼睛亮了起來，則表示已疏通氣瘀的部位，精神就會好多囉！

頭頂上有許多穴道對於改善頭痛有很大的幫助，我們可以用手指尖輕輕敲一敲，或以按壓的方式來按摩這些穴道，頭痛的症狀必能有效改善。

■ 百會穴

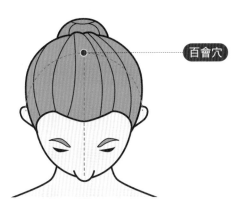

百會穴

穴位　百會穴位於頭頂正中線與兩耳間連線交會處。屬督脈。

功效　百會穴是「諸陽之會」，也是全身氣流交匯之處，疏通百會穴，有助於緩解頭痛、昏沉、身體疲勞。同時可促進全身的代謝，使頭腦思緒清晰，身體快速恢復活力。

按摩方式▶

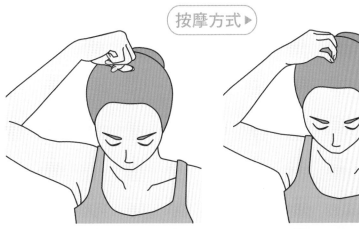

▲ 手輕輕握拳，用大拇指的指節按壓穴道約十秒。

▲ 也可以將食指、中指、無名指三指併攏，用指尖輕敲此穴。

■ 天衝穴

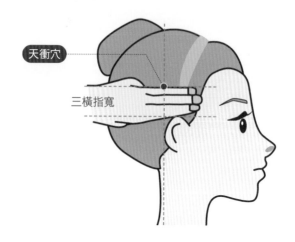

天衝穴

三橫指寬

穴位 天衝穴位於耳根後緣上二寸（約食、中、無名指三橫指寬）。
屬膽經。

功效 改善頭痛、暈眩、耳鳴等症狀，快速提振精神，使思緒清晰。

按摩方式▶

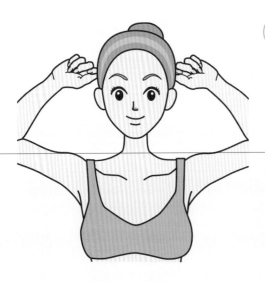

◀ 手輕輕握拳，拇指按住食
指，以食指的指節，往內
按壓穴道約十五～三十
秒鐘，或輕輕繞圈按摩
十五～三十次。

■ 肩井穴

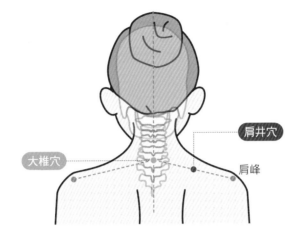

大椎穴　肩井穴　肩峰

穴位 肩井穴位於肩膀最高處，在大椎穴和肩峰連線的中點。屬膽經。

功效 舒緩頭痛、肩頸僵硬、背痛等問題。

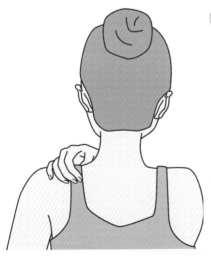

按摩方式▶

◀ 食指、中指、無名指三指併攏，繞過肩膀，以中指向內按壓，或者以大拇指和中指一起，採取捏挑的方式抓捏肩胛肌。

■ 人迎穴

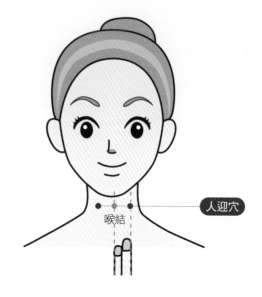

人迎穴

喉結

穴位 人迎穴位於喉結旁開一・五寸，約二橫指寬。屬胃經。

功效 改善頭痛、暈眩、頸部僵硬、呼吸不順、喉嚨不適等問題。

按摩方式▶

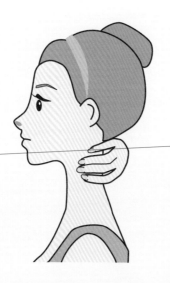

◀ 食指、中指、無名指三指併
攏，手掌由頸部後側繞到頸部
前側，以中指按壓此穴道。

舉起手感覺疼痛嗎？
五十肩的預防與緩解

　　由於我們平日活動時，雙手的動作範圍多半在身體前側，很少將手向上舉或向後伸展，再加上坐著的時候，可能不知不覺的彎腰駝背，使得脊椎及肩胛骨的排列，愈來愈趨向於平日的姿態。愈常做的動作，愈容易做到，而鮮少做的動作就逐漸變得困難，這就是「用進廢退」的道理。

　　如果發現自己舉起雙手感到有些疼痛，或者在練習本章動作時覺得肩膀緊繃，那麼罹患五十肩的風險就會比較高，不妨天天做一到兩次拉筋操來幫助關節恢復彈性。我們可以使用彈力帶，或較長的毛巾來當輔助工具，讓自己輕鬆做到這些動作，在一呼一吸之間，放鬆累積在肩頸部位的壓力，增加肩關節柔軟度，改善痠痛問題，避免五十肩找上門。

毛巾擴胸操

經常駝背又很少做伸展運動的人，舉起雙手到耳後就會感到疼痛，此時毛巾或彈力帶的輔助就格外重要。拉著毛巾，雙手調整到恰當的距離，便能輕鬆做到擴胸的動作。雙手距離愈遠，手臂愈容易往後伸展。

如果已經有肩關節活動範圍受限的情況，舉起手會感到不舒服，只要加大雙手距離，做起動作來就不會感到太吃力。先練習一段時間，再慢慢縮短雙手距離，肩關節柔軟度就能漸漸提升。

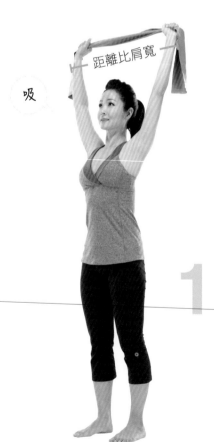

距離比肩寬

吸

1 站姿，雙腳與肩同寬，手臂向上伸直舉起，雙手握住毛巾或彈力帶，雙手的距離比肩膀稍寬（可依自己的情況調整至舒適的距離），吸氣預備。

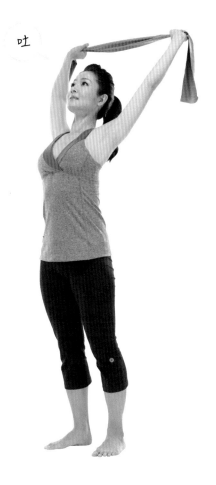

吐

2 吐氣，雙手向後方擴開，下巴微抬往上看，讓胸口完全舒展開來。

停留時間▶持續五～八次深長而沉穩的呼吸，約停留三十秒。休息一下
再做一次，重複兩次。

還原動作▶吸氣時，回到Step 1。吐氣時，放下雙手，放鬆的呼吸數
次，準備進入下一個動作。

肩關節伸展操

　　肩膀緊繃，上背僵硬，是現代人最普遍的問題，如果置之不理，長久下來自然會日趨嚴重，慢慢可能連舉手都會覺得痠痛，痛就更不敢舉手，肩關節的可動範圍愈來愈小，不知不覺就有五十肩。

　　經常練習這個動作，可紓解肩頸上背僵硬的問題，遠離五十肩的威脅。若已經有五十肩的讀者，藉由彈力帶或毛巾的協助，循序漸進的練習，剛開始可能會很痛，堅持一段時間之後，就能徹底改善。

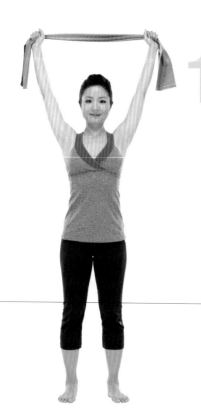

1 延續上一個動作，雙手繼續握住彈力帶（或者毛巾）。

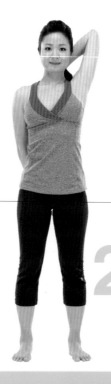

2 右手往下拉彈力帶，使得左手彎曲枕於頭後方。

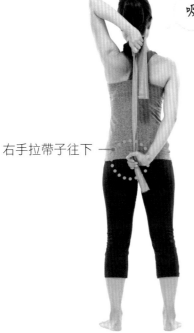

吸

右手拉帶子往下 ──

3 彈力帶繞手掌一圈（若使用毛巾可省略此步驟），右手拉著彈力帶向下伸直，將右手固定在尾骨的位置，吸氣預備。

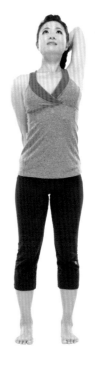

吐

4 吐氣時，下巴微微上抬，讓頭可以幫助手臂更加向後擴展。感覺到左肩及左手臂被伸展得緊緊的。

停留時間▶持續五～八次深長而沉穩的呼吸，約停留三十秒。

還原動作▶吸氣時，回到Step 2。吐氣，放鬆甩一甩左手臂。

5 換邊做相同動作。

毛巾側伸展操

　　這個動作主要伸展肩膀外側，疏通肺經、心經、心包經，刺激按摩位於腋窩正中點的極泉穴，可使心情保持愉快，心律運作正常，增進肩關節的柔軟度，避免及減緩肩膀僵硬痠痛的症狀。

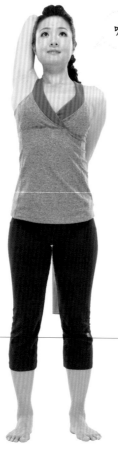

吸

1 延續上一個動作Step 3，手臂的動作不改變，吸氣預備。

吐

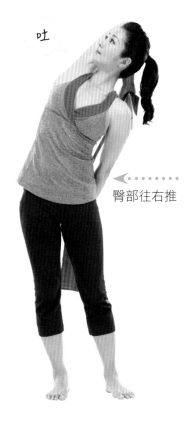

2 吐氣時，將臀部稍稍往右推，身體稍稍向左傾斜。

臀部往右推

3 當感覺到身體右側已經伸展到最徹底時停留，頭往右邊轉，眼睛往上看。此時要注意挺直脊椎，感覺整個背部好像貼在一面假想的牆壁上。

停留時間▶持續五～八次深長而沉穩的呼吸，約停留三十秒。

還原動作▶吸氣時，回到Step 1。吐氣放鬆，將手放下，動一動。

4 換邊做相同動作。

前彎毛巾操

當我們身體前彎，手臂向下垂時，整個肩關節及轉肩肌群，可以藉由地心引力的力量，向下放鬆伸展開來，肩胛骨周圍有被按摩到的感覺。時常練習這個動作，對於肩部的保健非常有幫助，但這個動作是較為深度的伸展，建議先練習前面三個動作後，再接著做。

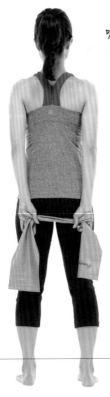

吸

1 雙腳張開與肩同寬。雙手在背後伸直，掌心朝向後方，抓住彈力帶或毛巾，吸氣，抬頭挺胸，將脊椎向上拉長。

吐

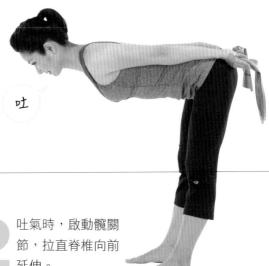

2 吐氣時，啟動髖關節，拉直脊椎向前延伸。

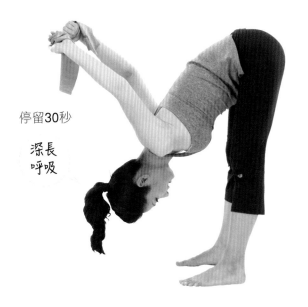

停留30秒

深長
呼吸

3 身體繼續向前彎，直到上半身向下放鬆。此時，手臂應在背後往下垂，
將力量交給地心引力。若感覺手臂並沒有向下掉的感覺，可以將雙手距
離拉開，使手臂可以向下放鬆。

停留時間▶持續五～八次深長而沉穩的呼吸，約停留三十秒。

還原動作▶先將彈力帶放掉，再將手臂還原下垂。吸氣，緩慢的將脊椎
一節一節捲上來。吐氣放鬆，回到站姿。

感到肩膀僵硬，通常是因為長時間固定坐姿，並使用手指及手臂工作所引起（如使用電腦）。除了起身伸展拉筋外，再搭配按摩肩膀周圍穴位，可使肩膀更加放鬆舒暢。

■ 肩髃穴

穴位 髃是骨間凹隙的意思，要找到肩髃穴，必須將手臂外展或平伸，穴位就在肩峰前方、三角肌上方的凹陷處。屬大腸經。

功效 改善肩膀僵硬疼痛，減緩五十肩的症狀。

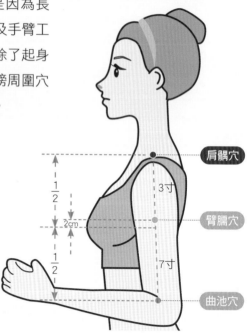

肩髃穴

3寸

$\frac{1}{2}$

2cm

臂臑穴

$\frac{1}{2}$

7寸

曲池穴

按摩方式▶

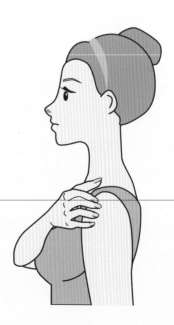

▶ 食指、中指、無名指三指併攏，手掌輕扶肩關節前側，以中指按壓穴道十五～三十秒，或旋轉揉壓十五次。

■ 臂臑穴

穴位 臂臑穴位於手臂外
側，三角肌的止點，
肩髃穴和曲池穴連線
上，曲池穴上七寸
處。屬大腸經。

功效 舒緩肩頸、上背痠
痛，改善手臂或手指
痠麻、疼痛。

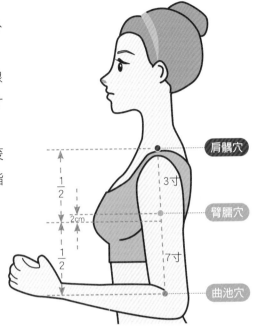

肩髃穴

3寸

$\frac{1}{2}$

2cm

臂臑穴

$\frac{1}{2}$

7寸

曲池穴

按摩方式▶

▶ 食指、中指、無名指三指
併攏，手掌輕扶大手臂
內側，以中指按壓穴道
十五～三十秒，或旋轉揉
壓十五次。

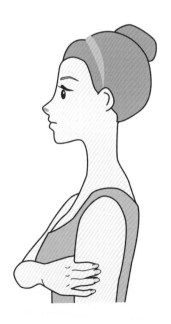

■ 肩外俞穴

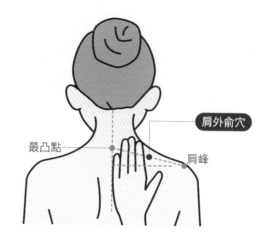

肩外俞穴

最凸點

肩峰

穴位 肩外俞穴位於第一胸椎（低頭時兩肩中央最凸點），旁開約四橫指寬的位置。屬小腸經。

功效 舒緩肩膀、上背痠痛、呼吸不順，改善落枕的症狀。

按摩方式▶

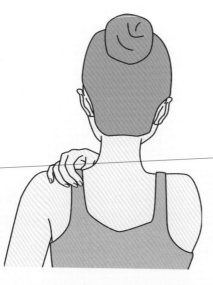

◀ 食指、中指、無名指三指併攏，手掌輕輕放在肩膀上，手指繞到背後，以中指按壓穴位十五～三十秒，或旋轉揉壓十五次。

▌肩貞穴

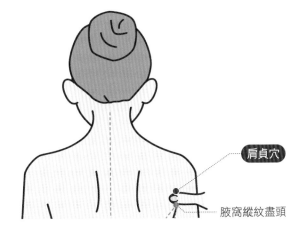

肩貞穴

腋窩縱紋盡頭

穴位 肩貞穴位於肩關節後方，手自然垂下，腋窩縱紋盡頭上一寸，約一大拇指寬。屬小腸經。

功效 改善肩關節和上背部疼痛，舒緩肩周炎、五十肩所引發的症狀。

按摩方式 ▶

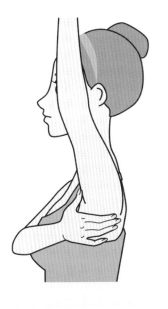

◀ 手掌心環抱胸部外側，食指、中指、無名指三指併攏，繞到肩膀和腋下後側，以中指指腹按壓此穴道或輕輕繞圈按摩。

胸悶，心情鬱悶時

你知道嗎？心情鬱悶時要伸展手臂！

手臂內側有心經、肺經和心包經，這些是掌管情緒和心肺功能的經絡，胸腔也有許多與呼吸系統相關的穴道，由於平常我們很少伸展這些部位，再加上長時間含胸工作，在這些經絡氣血循環不良的情況下，容易引起呼吸不順、鬱悶、焦慮、不安等問題。

我們可以經常伸展手臂，做擴胸動作來解決這類的症狀。脊椎挺直了、胸口打開了、呼吸更順暢、心情更平順，自然能吸引更積極正向的能量進入我們的生活，許多不順心的事也就跟著消散無蹤了。

手臂伸展操

藉由牆壁的輔助，幫助我們把肩關節擴開，同時疏通手臂內側的經絡。

1 站在牆壁旁邊，讓牆壁在身體的右側，雙腳張開與肩同寬，右手臂伸直扶牆，手指頭朝向正後方。注意！手掌扶牆的高度要與肩同高。

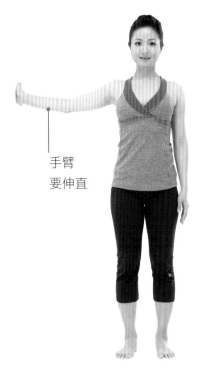

手臂
要伸直

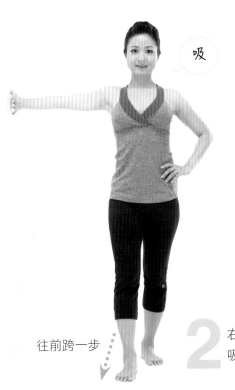

吸

往前跨一步

2 右腳往前跨一小步，吸氣預備。

155

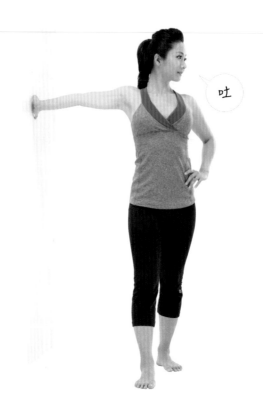

吐

3 吐氣時，身體往左邊轉動，同時頭往左邊轉動，此時會感覺右邊肩膀及手臂內側痠痠麻麻的，表示已伸展到手臂內側的經絡。

　　停留時間▶做五～八次深長而沉穩的呼吸，停留約三十秒。

　　還原動作▶吸氣時，回到Step 1，吐氣，放鬆的動一動肩膀和手臂。

4 換邊做相同動作。

扶牆擴胸操

　　以不同的角度和方向來擴胸，可以更全面的疏通胸前的經絡及穴道，但這個動作需要較多的肩關節柔軟度。若手無法貼牆壁，可以請同伴協助，從後方將手輕輕的、緩慢的向上抬起，亦可達到相同效果。

1 背對著牆站立。

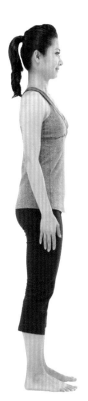

吸

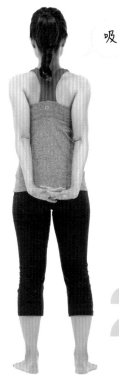

2 雙手在背後合掌，
掌心朝下。
吸氣預備。

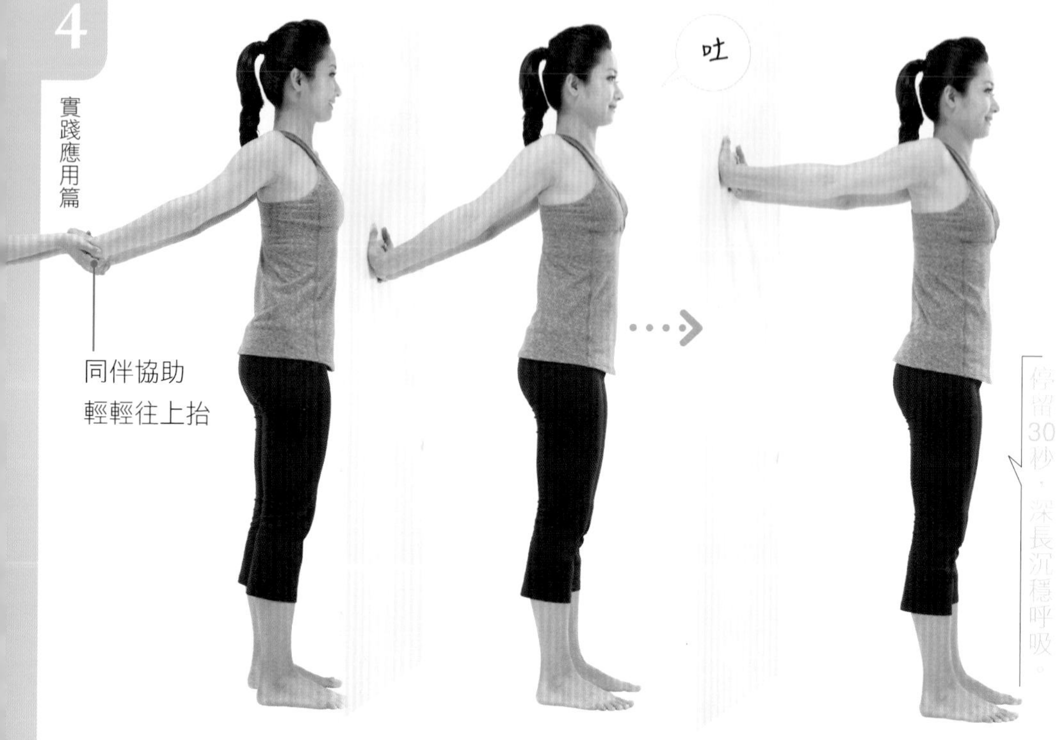

吐

同伴協助
輕輕往上抬

停留30秒，深長沉穩呼吸

3 吐氣時，掌心貼牆，慢慢往上移動到最盡力的位置。或者請同伴協助，
讓同伴扶著我們的手，輕柔的緩慢向上抬高。

停留時間▶做五～八次深長而沉穩的呼吸，停留約三十秒。

還原動作▶吸氣時，緩緩的將手順著牆壁往下放。吐氣，放鬆的動一動
肩膀和手臂。

展開雙臂深呼吸

上一個動作，讓我們將肩膀和手臂放鬆開來。接下來，我們要展開雙臂，舒展抑鬱在胸口的壓力，同時藉由呼吸法，使肺部充滿空氣，氧氣運行全身，腦部和身體都將因此加速能量循環，啟動人體強大的自癒功能。

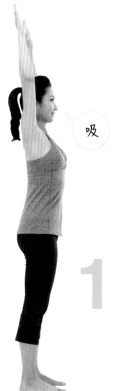

吸

1 吸氣，背對著牆站立，與牆距離一小步，雙腳張開與肩同寬，雙手向上舉起。

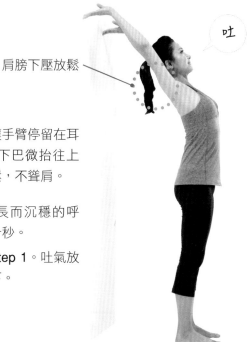

吐

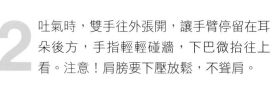

肩膀下壓放鬆

2 吐氣時，雙手往外張開，讓手臂停留在耳朵後方，手指輕輕碰牆，下巴微抬往上看。注意！肩膀要下壓放鬆，不聳肩。

停留時間 ▶ 做五～八次深長而沉穩的呼吸，停留約三十秒。

還原動作 ▶ 吸氣時，回到Step 1。吐氣放鬆，將雙手放下。

扶牆舞蹈式

舞蹈式可以打通身體正中央的任脈，調和心律、消除鬱悶。除此之外，單腳平衡的練習，不但能強化身體各部位的肌力，雕塑身體線條，更可增進我們的專注力，幫助我們拋開負面情緒，正向積極的迎接生活挑戰。

1 面向牆壁站立，約離牆壁一個手臂的距離，右手向上伸直舉起、扶住牆壁，左手抓住腳背，吸氣預備。

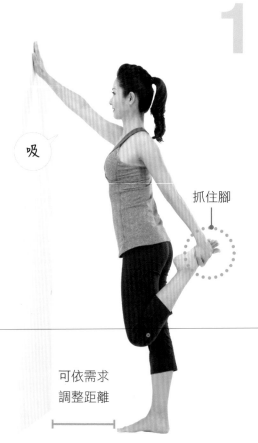

吸

抓住腳

可依需求
調整距離

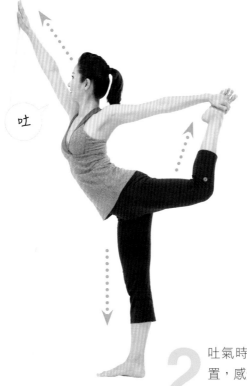

吐

2 吐氣時，左腳往上延伸到最高的位置，感覺到身體前側、手臂及雙腿痠痠麻麻的，那是氣血在全身加速循環流通的感覺。

停留時間▶做停留五～八次深長的呼吸，停留約三十秒。

還原動作▶吸氣時，回到Step 1。吐氣時，手和腳緩緩放下。

3 換邊做相同動作。

以下將介紹四個改善心悸、胸悶、憂鬱的重要穴道，當我們感到胸悶、壓力大、心情不好或呼吸不順暢時，隨時按摩這些穴位，就可以幫助改善症狀。

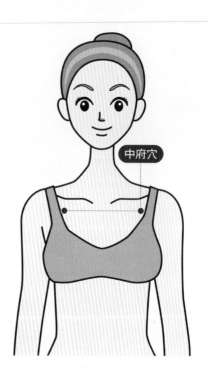

■ 中府穴

(穴位) 中府穴位於鎖骨下方外側，及第一個肋骨間隙處。屬肺經。

(功效) 可調理肺氣，止咳祛痰，改善胸悶、咳嗽、喉嚨不適、支氣管炎等症狀，舒緩焦慮、憂鬱、緊張等情緒。

(按摩方式▶)

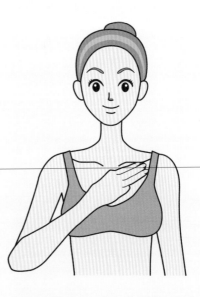

▶ 食指、中指、無名指三指併攏，以中指指腹按壓約十五～三十秒，或旋轉揉壓十五～三十次。

■ 膻中穴

穴位 膻中穴位於兩乳頭連線
之中點，第四肋骨間隙
處。屬任脈。

功效 膻中穴是精氣匯集之
處，按壓此穴可活絡全
身氣血、止咳平喘，緩
解胸悶、胸痛、心悸、
呼吸不順等症狀。

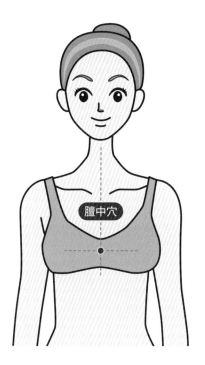

膻中穴

按摩方式▶

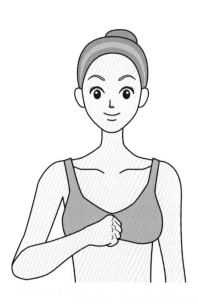

▶ 手輕輕握拳，用大拇指指
節輕輕向內按壓約十五～
三十秒，或旋轉揉壓
十五～三十次。

■ 天泉穴

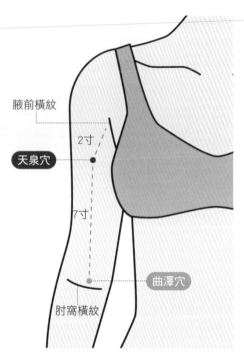

（穴位）天泉穴位於手臂內側，腋窩與手臂間皺摺橫紋（腋前橫紋）的盡頭下二寸、約三橫指寬，肱二頭肌起端處。亦可從手肘橫紋中央的曲澤穴，向上七寸找到天泉穴。屬心包經。

（功效）此穴位於心包經上，按壓此穴可舒緩情緒，使呼吸順暢，改善心悸、胸悶等問題。

腋前橫紋

2寸

天泉穴

7寸

曲澤穴

肘窩橫紋

按摩方式▶

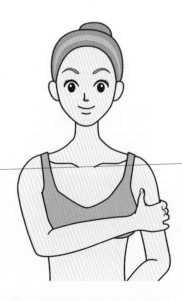

▶ 曲肘，手掌平放於胸前，另一隻手掌環抱大手臂，以大拇指按壓此穴十五秒，或以繞圈的方式搓揉十五～三十次。

◼ 郄門穴

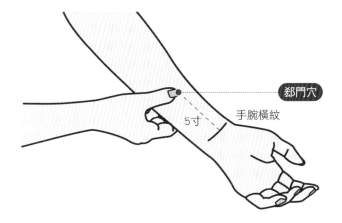

郄門穴

手腕橫紋

5寸

穴位 郄門穴位於前臂內側，手腕橫紋上五寸的位置。屬心包經。

功效 緩解心悸、心絞痛、胸悶、呼吸不順，使情緒平穩。

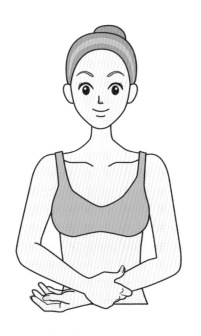

按摩方式▶

◀曲肘，手掌平放於胸前，另一
隻手掌環抱小手臂，以大拇指
按壓此穴十五秒，或以繞圈的
方式搓揉十五～三十次。

上背僵硬不能忍！

　　久坐、缺乏運動、駝背等習慣都是造成上背僵硬的主要原因，這些問題已是常見的文明病。因為脊神經錯綜複雜，且上下牽引，若沒有即時尋求方法來改善，久而久之，頭頸部、腰部、下背，甚至雙腿都可能跟著疼痛起來。

　　除了練習本章節所介紹的動作，規律的運動、伸展和按摩，可以加速氣血流動，也要多注意日常生活的體態，儘量在行站臥坐間保持脊椎的中立排列（詳見 P57）。如此一來，背部輕鬆了，腳步自然更輕盈，生活壓力及身體疲累，也能在無形中減少許多。

桌子式伸展操

只要有一面牆，或者一張高度和自己下半身差不多高的桌子，或椅子的椅背，就可以當作很棒的拉筋輔助工具。拉直、拉長脊椎，使鬱結在背後緊繃的壓力舒展開來。

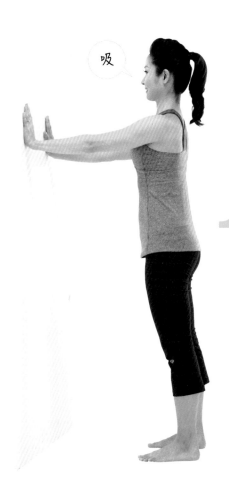

吸

1 雙手扶牆，或者辦公桌、椅背，只要高度和自己的下半身（從骨盆開始算起）差不多高即可，吸一口氣預備。

也可以扶在桌子
或椅背上

背部往下壓

尾椎向後延伸

吐

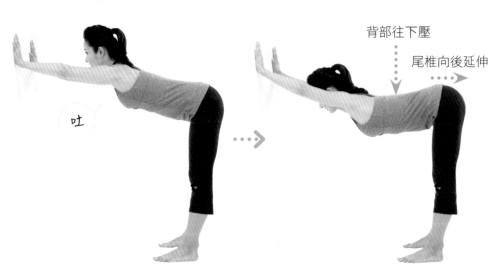

2 吐氣時，腳慢慢往後退，同時背部儘量放鬆往下壓，使背部平行地面，
雙腳垂直地面。若柔軟度許可，儘量讓上臂更往下陷一點，眼睛看著前
方的牆壁。

停留時間▶當背部盡力往下壓，會感覺到肩胛骨周圍的肌群，有被按摩
的感覺，痠痠緊緊的。做五～八次緩慢深長的呼吸，提醒自
己，一次比一次更放鬆一點，肩頸及背部的壓力就會逐漸舒
展開來。

還原動作▶吸氣時，慢慢往前走回到Step 1，吐氣，感覺到整個背部輕
鬆許多。

膽經舒展操

　　接下來是針對上背的外側做拉筋的動作。拉著手肘往側面伸展，能疏通手臂上的肺經、心包經及心經，減緩肩胛骨周圍的緊繃痠痛，更可舒展身體側面的肝經及膽經，排出身體毒素，使氣血流通順暢，消除疼痛僵硬。

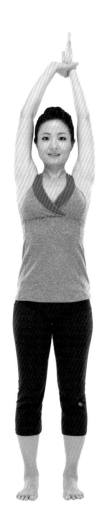

吸

1 雙手向上舉起，右手手掌握住左手手腕，吸氣預備。

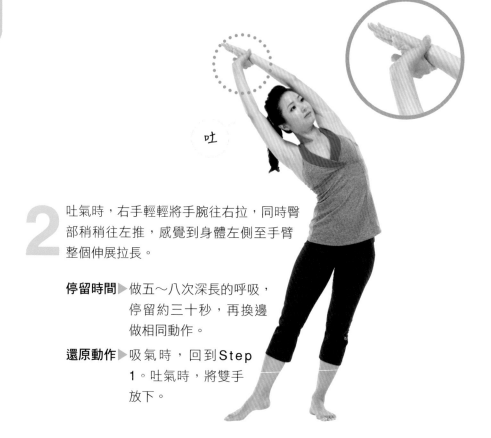

吐

2 吐氣時，右手輕輕將手腕往右拉，同時臀部稍稍往左推，感覺到身體左側至手臂整個伸展拉長。

停留時間▶做五～八次深長的呼吸，停留約三十秒，再換邊做相同動作。

還原動作▶吸氣時，回到Step 1。吐氣時，將雙手放下。

3 換邊做相同動作。

坐姿扭轉操

伸展胸椎兩側的肌群，疏通背後的膀胱經、督脈及橫向的帶脈，按摩上背的肩井穴、曲桓穴，紓解上背的壓力和緊繃感。

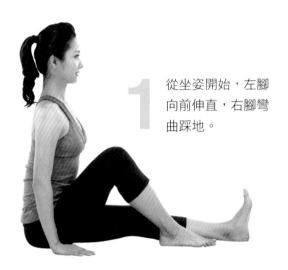

1 從坐姿開始，左腳向前伸直，右腳彎曲踩地。

吸

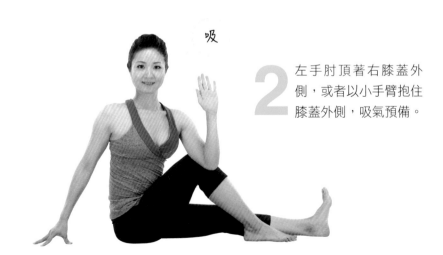

2 左手肘頂著右膝蓋外側，或者以小手臂抱住膝蓋外側，吸氣預備。

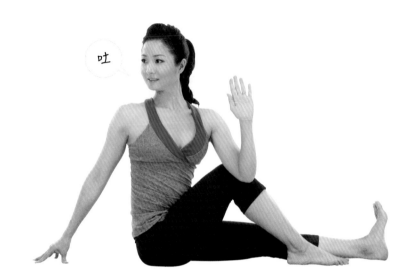

吐

3 吐氣時，身體挺直往右邊扭轉，使胸口轉過來朝向右邊，扭轉到底之後，頭往右轉，下巴靠近右肩。

停留時間▶做五～八次規律的呼吸，停留約三十秒，感覺脊椎周圍的肌肉得到按摩。

還原動作▶吸氣時，慢慢回到Step 1。吐氣時，放鬆動一動，空掌拍一拍下背。

4 換邊做相同動作。

牛貓式

　　牛貓式是非常棒的脊椎保健操，經常練習可以預防僵直性脊椎炎等沾粘性的病變。當我們往上拱背到貓式時，上背有擴張的感覺，使背部的肌肉和經絡拉長伸展。反之，當我們腰部下陷到牛式時，上背部的許多穴道得到按摩。如此來回反覆數次，可以使整個上背部活絡起來，緩解緊繃和不適感。

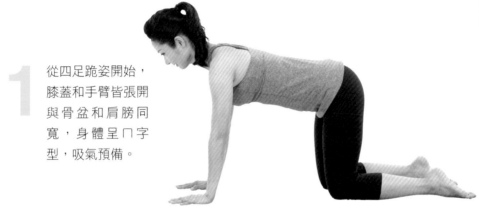

1 從四足跪姿開始，膝蓋和手臂皆張開與骨盆和肩膀同寬，身體呈ㄇ字型，吸氣預備。

背往上拱

吸

腹部往內凹

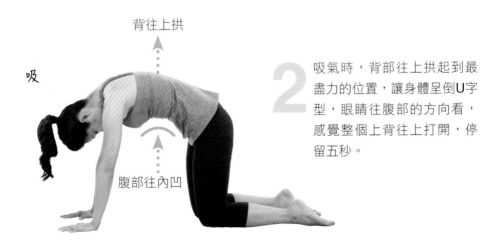

2 吸氣時，背部往上拱起到最盡力的位置，讓身體呈倒U字型，眼睛往腹部的方向看，感覺整個上背往上打開，停留五秒。

3 吸氣時，慢慢還原回
到脊椎自然的位置。

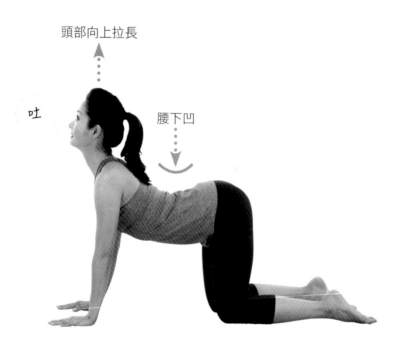

頭部向上拉長

吐

腰下凹

4 吐氣時，腰往下陷，頭往上抬高，感覺肚臍有股力量往下，頭頂有股力
量往上，兩個部位做反向的拉伸，讓背部呈U字型。

停留時間▶ 配合深吸、深吐，連續緩慢的反覆進行**Step1～Step 4**，可
做五到八次，感覺背部的痠緊感一次一次減少，上背熱了起
來。

還原動作▶ 吸氣，慢慢將脊椎回到中立排列，吐氣，臀部往後坐，身體
往前趴下，來到嬰兒式（**P135**），將注意力放在背部，靜心
享受一下全然放鬆的感覺。

上背及肩頸的痠痛通常是同時發生的，因此我們可以從前面介紹過的四個肩關節周圍的穴道開始按摩（P150），再加上位於上背的幾個特效穴道，緩解上背痛的效果會更好！

■ 淵腋穴

穴位 淵腋穴在胸部外側，舉起手臂時，由腋窩往下三寸（約食、中、無名、小指四指橫寬），在第四肋骨間隙處。屬膽經。

功效 改善胸痛、背痛、手臂舉起時感到疼痛等症狀，舒緩情緒，使呼吸順暢。

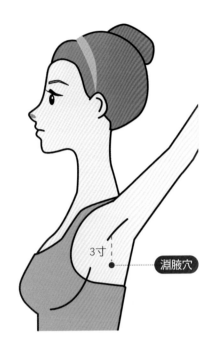

3寸　　　淵腋穴

按摩方式 ▶

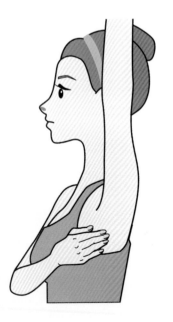

▶ 食指、中指、無名指三指併攏，手掌心環抱胸部，以中指指腹按壓此穴道十五～三十秒，或輕輕繞圈按摩十五～三十次。

■ 輒筋穴

穴位 輒筋穴位於胸部外側，淵
腋穴前一寸，第四肋骨間
隙處。屬膽經。

功效 緩解肩背僵硬痠痛，改善
胸悶、呼吸不順等問題。

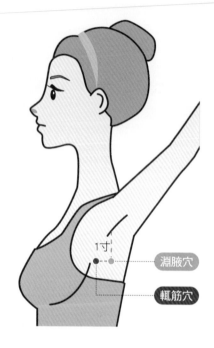

1寸 ---- 淵腋穴

輒筋穴

按摩方式 ▶

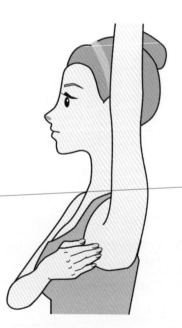

▶ 食指、中指、無名指三指併
攏，手掌心環抱胸部，以中
指指腹按壓此穴道十五～
三十秒，或輕輕繞圈按摩
十五～三十次。

■ 天宗穴

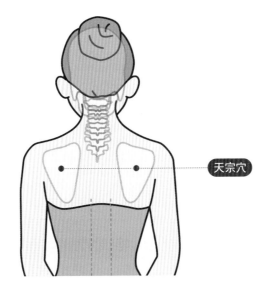

天宗穴

穴位 天宗穴位於肩胛骨正中央凹陷處。屬小腸經。

功效 舒緩手臂痠麻、肩膀及上背痠痛，使呼吸順暢。

按摩方式 ▶

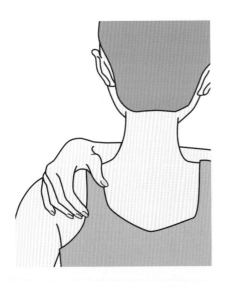

◀ 手掌輕輕放在肩膀上，食指、
中指、無名指三指併攏，繞到
背後，以中指按壓此穴道。

▪ 膏肓穴

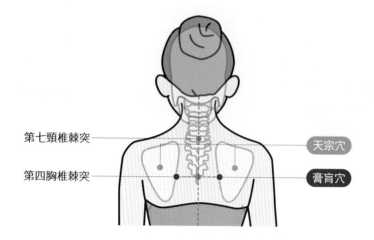

第七頸椎棘突 ………………………… 天宗穴

第四胸椎棘突 ………………………… 膏肓穴

穴位 膏肓穴位於背部肩胛骨內側，距離第四胸椎棘突（大椎穴下方棘突為第一胸椎棘突，向下數第四個棘突）約四橫指寬。屬膀胱經。

功效 緩解肩膀和上背部僵硬、痠痛，改善胸悶、呼吸不順等問題。

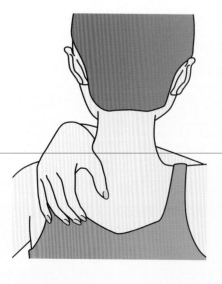

按摩方式▶

◀ 手掌輕輕放在肩膀上，食指、中指、無名指三指併攏，繞到背後，以中指按壓此穴道。

腰痛、
下背痛怎麼辦？

　　一般情況下的腰痠和下背痛，與核心肌群力量不足有很大的相關。核心肌群指的是環繞脊椎和骨盆的深層肌肉，可以支撐脊椎，使身體維持良好的體態。若核心肌群缺乏力量，下背部所要承受的壓力就會增加，腰椎長時間被壓迫，便會導致腰痛、下背痛，若是未採取行動來改善，疼痛也可能延伸至上背，或者髖部、腿部。

　　強化核心肌群是解決這類問題最重要關鍵，只要腰椎能獲得周圍肌群強而有力的支撐與保護，壓力即大幅減輕，再配合伸展運動和穴道按摩，痠痛發生的頻率和強度自然就跟著下降。若持續保持良好的體態及規律運動習慣，腰痠背痛的問題是可以完全消失的。

棒式

棒式不但能有效訓練腹肌，保護腰椎，減少腰椎壓力，改善下背痛，更可雕塑腿部線條，減少腹部多餘的贅肉。

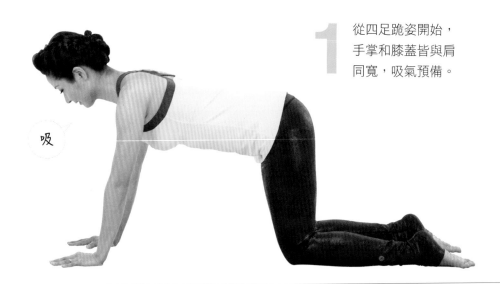

吸

1 從四足跪姿開始，手掌和膝蓋皆與肩同寬，吸氣預備。

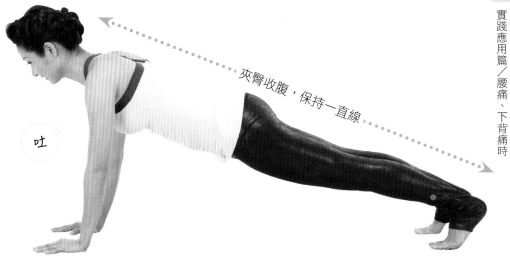

夾臀收腹，保持一直線

吐

2 雙腳向後伸直，雙腳張開與肩同寬，夾臀收腹，保持軀幹和腿部呈一直線。注意！臀部不能下陷或翹起，要讓力量能集中在核心肌群。

停留時間▶ 停留五～八次規律的呼吸，約三十秒。休息三十秒後再反覆一次。

還原動作▶ 吸氣時，膝蓋跪地回到Step 1。吐氣時，放鬆休息一下。

反向棒式

　　棒式主要訓練的是身體前側的腹肌，反向棒式則是訓練身體後側
下背部的肌力。唯有腰椎前後的肌肉一起加強，才能使腰椎得到充分
的保護。

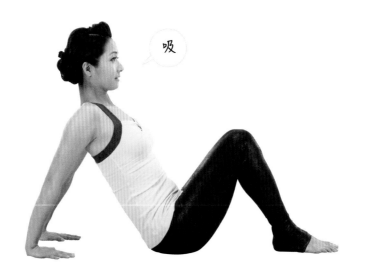

1 從坐姿開始，雙腳彎曲踩在地上，雙手放在身體後方，
手指指向前方，吸氣預備。

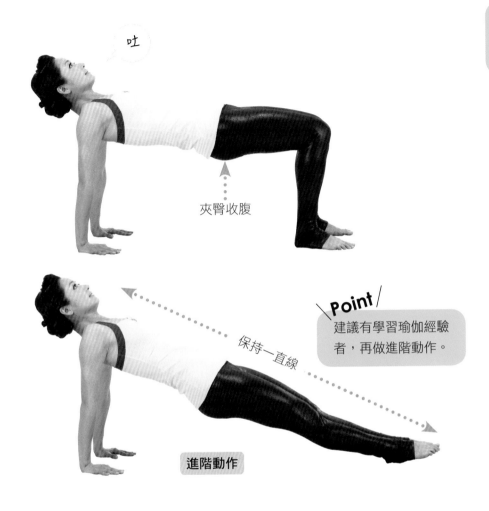

吐

夾臀收腹

Point

建議有學習瑜伽經驗
者，再做進階動作。

保持一直線

進階動作

2 吐氣時，臀部夾緊往上推高，直到身體和大腿呈一直線。如果能力許
可，也可以把腳伸直併攏，讓整個腿部皆與身體呈一直線。

停留時間▶停留五～八次規律的呼吸，約三十秒。休息三十秒後再反覆
一次。

還原動作▶吸氣時，坐回地面。吐氣時放鬆。

橋式

　　橋式幫助我們向前伸展脊椎，增加脊椎柔軟度，同時可以自我按摩到平時腰痠時最痠痛的兩個穴道：腎俞穴和志室穴。疏通氣瘀的穴點，就能緩和痠痛。

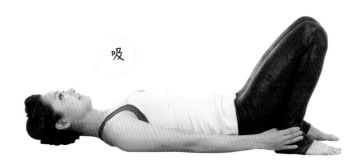

吸

1 從躺姿開始，腳靠近臀部踩地面，雙腳張開與肩同寬，腳趾朝前，雙手分別抓著雙腳腳踝，吸氣預備。

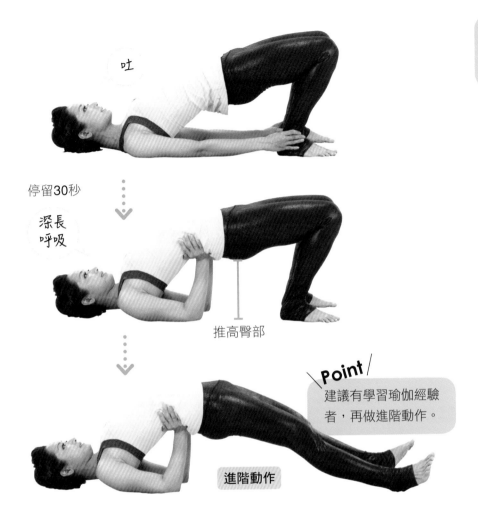

吐

停留30秒

深長
呼吸

推高臀部

Point

建議有學習瑜伽經驗
者，再做進階動作。

進階動作

2 吐氣時，將臀部儘量推高，手臂挪到腰部下方，讓手臂垂直地面，掌
腹放在腰椎兩側的肌肉上，支撐好腰部後，身體儘量放鬆，讓掌腹刺
激按摩腎俞穴及志室穴。若能力許可，可將腿部伸直。

停留時間▶停留五～八次深長的呼吸，約三十秒。

還原動作▶腳踩地板，手離開腰部，讓脊椎由上而
下一節一節貼回地面。

拔瓦斯式

　　相對於橋式，這是一個反向伸展的動作，橋式使脊椎往前伸展，而拔瓦斯式則使脊椎往後彎曲，舒展通過下背部的督脈及膀胱經，使氣血流通，減緩腰痠和下背痛的症狀。

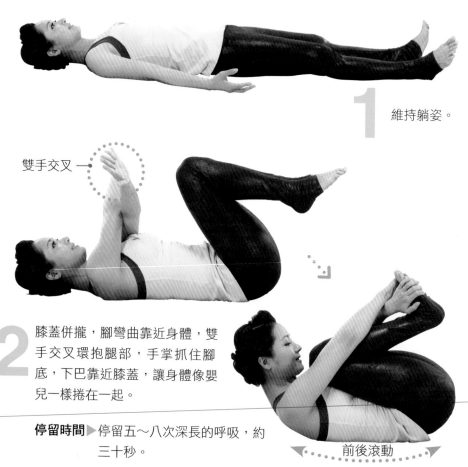

1 維持躺姿。

雙手交叉 ——

2 膝蓋併攏，腳彎曲靠近身體，雙手交叉環抱腿部，手掌抓住腳底，下巴靠近膝蓋，讓身體像嬰兒一樣捲在一起。

前後滾動

停留時間▶ 停留五～八次深長的呼吸，約三十秒。

還原動作▶ 還原之前，先將手移過來抱住小腿前側，前後滾動五～八次，刺激按摩下背部的經穴和肌肉，再平躺放鬆休息。

速效穴道按摩

鍛鍊腹肌是改善腰痛最治本的方法，而伸展及按摩則可緩解已發生的痠痛，命門穴、志室穴、腰眼穴、腰陽關穴是針對舒緩腰痛的特效穴道。

■ 命門穴

穴位 命門穴位於肚臍正後方，第二腰椎棘突下凹陷處。屬督脈。

功效 舒緩腰部痠痛疲勞，提升精力，強化腎功能。

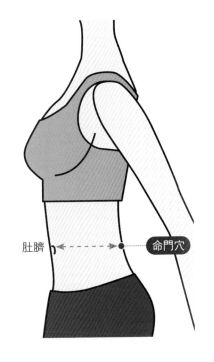

肚臍 — 命門穴

按摩方式▶

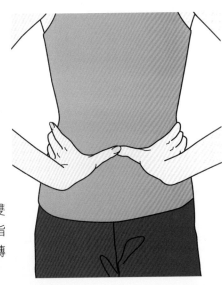

▶ 採坐姿或站姿，脊椎拉直，雙手手掌扶著腰部，雙手大拇指交疊，按壓此穴十五秒或旋轉揉壓十五～三十次。

■ 志室穴

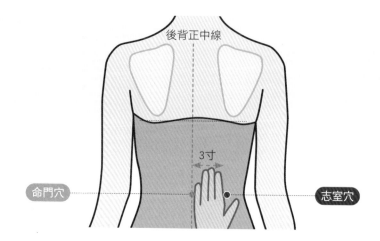

後背正中線

3寸

命門穴 .... 志室穴

穴位 志室穴位於腰部，命門穴旁開三寸，約離脊椎四橫指寬。屬膀胱經。

功效 減緩腰痛、生理痛，強化腎功能，亦可促進脂肪代謝，減少腹部贅肉的囤積。

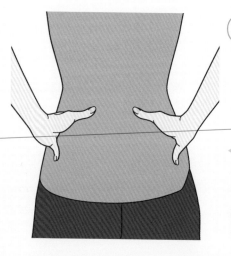

按摩方式▶

◀ 採坐姿或站姿，脊椎拉直，雙手手掌扶著腰部，雙手大拇指分別按壓兩側的志室穴，連續向內按壓十五秒，或旋轉揉壓十五～三十次。

■ 腰陽關穴

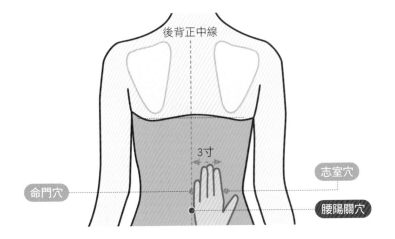

後背正中線

3寸

命門穴

志室穴

腰陽關穴

穴位 腰陽關，是陽氣通行之關，位於腰部正中線上，第四腰椎棘突下凹陷處（命門穴下方突起處為第三腰椎棘突，再向下一椎即第四腰椎）。屬督脈。

功效 舒緩腰痛、坐骨神經痛、腿部痠麻、經痛、下腹痛等問題。

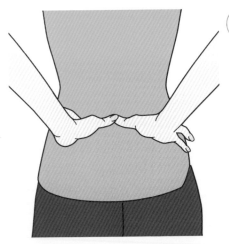

按摩方式▶

◀ 採坐姿或站姿，脊椎拉直，雙手手掌扶著腰部，雙手大拇指交疊，按壓此穴十五秒，或旋轉揉壓十五～三十次。

■ 腰眼穴

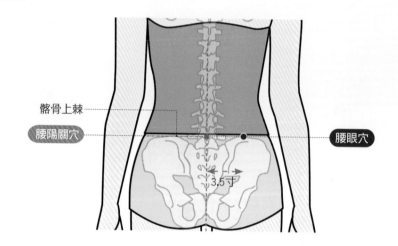

髂骨上棘

腰陽關穴

腰眼穴

3.5寸

穴位 腰眼穴位於腰陽關穴旁開約三・五寸，約距離脊椎四橫指寬多
一・五公分，髂骨上棘中間凹陷處。屬經外奇穴。

功效 改善腰痛、經痛、月經不調等問題。

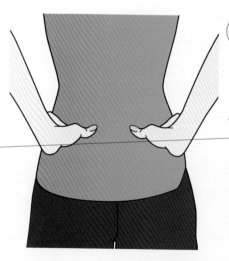

按摩方式▶

◀ 採坐姿或站姿，脊椎拉直，雙
手手掌扶著腰部，雙手大拇指
分別按壓兩側的腰眼穴，連續
向內按壓十五秒，或旋轉揉壓
十五～三十次。或者兩手握
拳，以大拇指的指節按壓，可
加強按摩力道。

失眠難以入睡，
拉拉筋助好眠

　　忙了一整天，終於可以躺下來了，但腦袋裡仍思緒煩雜，怎樣都停不下來？大家或多或少都有過這種經驗吧！心理影響生理，當心念焦躁，無法靜定，身體自然也會處於緊繃狀態。許多人即使睡著了，肩膀還是聳起的，從來沒有真正得到放鬆，以致睡眠品質不好，隔天醒來仍然感到疲憊。

　　睡前不妨花五到十分鐘，做幾個拉筋的動作，本章節所編排的動作，不僅可以將勞累的身體肌肉舒展開來，也能刺激按摩一些頭顱和背部周圍的穴點，使我們的思緒能快速平靜下來，配合深長而緩慢的呼吸，釋放累積在身體和心理的壓力及負面能量，使身心安適，獲得一夜好眠。

貓伸懶操

一般人最不容易放鬆的就是肩頸部位。只要腦中還想著某些事情，肩膀多半就會聳起，頸部也會跟著僵硬。此時，我們可以模仿貓伸懶的動作，在床上趴一會兒，就能釋放上背肩頸壓力。

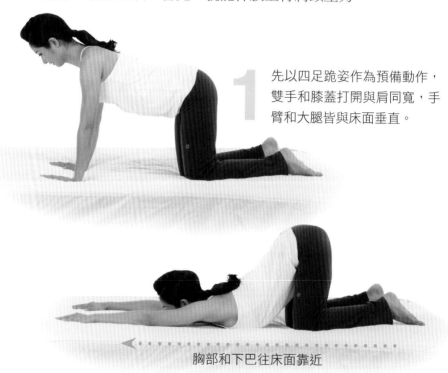

1 先以四足跪姿作為預備動作，雙手和膝蓋打開與肩同寬，手臂和大腿皆與床面垂直。

胸部和下巴往床面靠近

2 下半身保持不動，大腿仍與床面垂直，上半身向下趴，使得胸部和下巴貼著床，雙手向前伸直。若下巴和胸部無法碰到床，可以墊一個枕頭在胸部和下巴的下方。

停留時間▶把全身的力量都交給床，完全放鬆，將意念專注在呼吸上，在一吸一吐間，感覺到身體愈來愈放鬆。至少需要一分鐘之後，剛開始動作時的緊繃痠痛感，才會逐漸消失。

還原動作▶把腳向後伸直，趴下來休息一下。

弓式

為了讓情緒平靜下來，開胸的動作一定不可少。弓式是一個非常好的擴胸姿勢，雙腳向後踢的同時，肩關節自然而然擴開，刺激按摩位於胸口正中央的膻中穴（P163），疏通掌管情緒和心肺系統的經絡，身心靈都能獲得療癒。

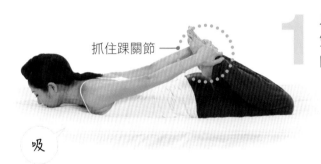

抓住踝關節

1 以俯臥姿作為預備動作，雙手分別抓住同側腳的踝關節，吸氣預備。

吸

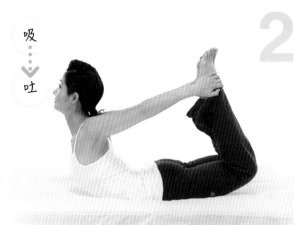

吸
吐

2 吐氣時，將雙腳向後踢，帶動上半身向上弓起，下巴抬高往上看。

停留時間▶ 把意念放在呼吸上，深吸、深吐五～八次。

還原動作▶ 深吸一口氣。吐氣時，再慢慢將上半身放下回到Step1，再趴下來放鬆休息。

脊椎扭轉操

　　扭轉的動作可以疏通背部的經絡，使全身上下氣血流通順暢，上背和下背得到按摩，釋放一整天抑鬱在身體上的壓力。做完這個動作，身體會有徹底放鬆的感覺。

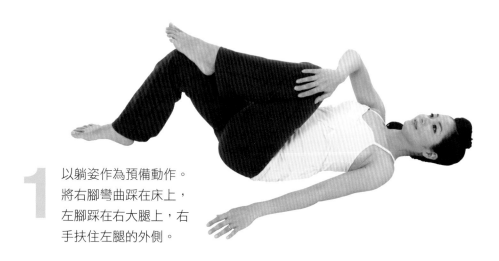

1 以躺姿作為預備動作。將右腳彎曲踩在床上，左腳踩在右大腿上，右手扶住左腿的外側。

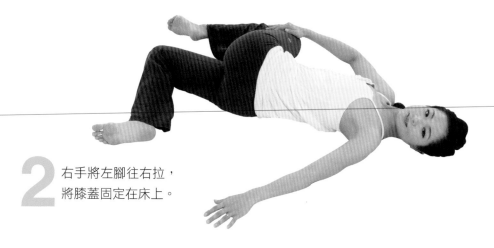

2 右手將左腳往右拉，將膝蓋固定在床上。

3 左手抓住右腳背，吸氣預備。吐氣時，將後腳（右腳）往後踢開到最盡力的位置。

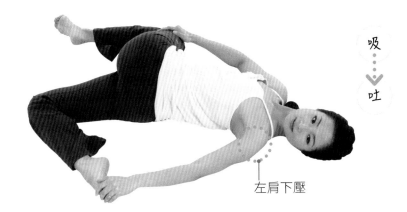

吸

吐

左肩下壓

4 再吸一口氣預備。
吐氣時，左肩膀往下壓，頭往左邊轉，使下巴靠近左肩。

停留時間▶ 扭到無法再繼續時，停下來調息五～八次。呼吸愈慢愈好，
每一次呼吸都能讓身體更柔軟、更放鬆。
還原動作▶ 完成後，緩慢的回到躺姿休息一下，再進行另一邊的動作。

呼吸法練習

呼吸看似只是一件稀鬆平常的事，卻有著促進身心平衡的神奇效果。短而急促的呼吸，使身體和心理不知不覺跟著緊張起來；深長而緩慢的呼吸，則能使肌肉放鬆，情緒平穩。

當我們做完前面的三個伸展操，身體感覺輕鬆多了，此時將意念放在呼吸上，練習腹式呼吸，吐納之間讓身體和心靈都沉澱下來，就這樣舒舒服服的進入夢鄉。

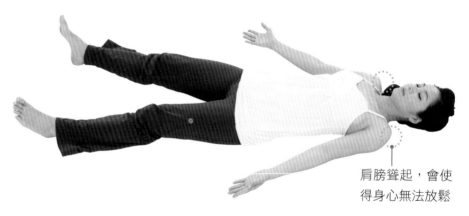

肩膀聳起，會使
得身心無法放鬆

1　將雙腳伸直微微張開，雙手平放在身體的兩側，掌心朝上，手臂先向下挪動幾下，確定自己的雙肩是向下壓而沒有聳起。

2　眉頭向外鬆開，確定自己沒有皺眉。此時頭部的緊繃感，會隨著眉頭一起紓解開來。

3 將意念專注在腹部。吸氣時,感覺到胸腔打開,橫膈膜下降,腹部跟著鼓起。這個吸氣的過程愈長愈好(以十秒為目標)。當吸到最鼓時,停止吸氣,心中數五秒。

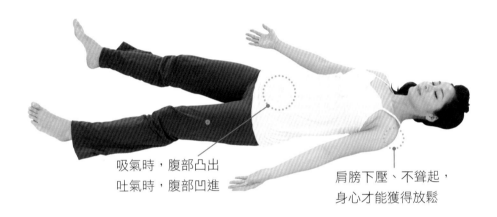

吸氣時,腹部凸出
吐氣時,腹部凹進

肩膀下壓、不聳起,
身心才能獲得放鬆

4 再吐氣,腹部緩慢的向內凹進,直到腹部凹得很扁,氣吐得很乾淨,吐氣的過程同樣愈長愈好(以十秒為目標)。吐氣的同時,感覺身體隨著吐氣,不斷往下沉、往下掉,把力量全都丟給地心引力。當氣完全吐乾淨時,停止吐氣五秒。

停留時間 ▶ 反覆 Step 3～Step 4。每一次吐氣時,都想像自己的身體愈來愈下沉,愈來愈放鬆,好像身體就要逐漸消失一樣。讓我們就在這一吸一吐間,進入甜蜜的夢鄉。

失眠時，我們可以一邊練習腹式呼吸，隨著吐氣一邊按摩接下來介紹的玉枕穴、合谷穴、三陰穴、湧泉穴，就能幫助入睡。

■ 玉枕穴

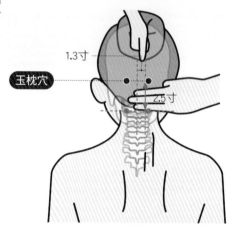

穴位 玉枕穴位於後腦勺中線，髮際往上二‧五寸、約比三橫指度多一‧五公分，旁開一‧三寸、約比大拇指寬度多一公分，頭顱下端凸骨下方凹陷處。屬膀胱經。

功效 放鬆頭部壓力，緩解頭部脹痛、頭暈，使情緒平靜下來，改善失眠，增進睡眠品質。

按摩方式▶

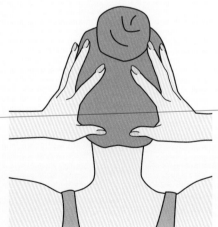

▶ 雙手的虎口張開，環抱頭部，以大拇指往頭骨的方向按壓十五～三十秒，或用繞圈的方式按摩十五～三十次，下巴微抬會更容易取穴。

■ 合谷穴

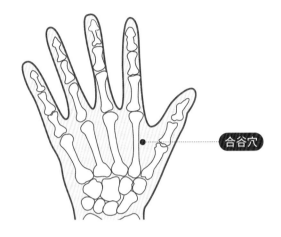

合谷穴

穴位 合谷穴位於手掌的虎口，大拇指與食指掌骨間，靠近食指的凹陷處。屬大腸經。

功效 合谷穴是止痛萬能穴，可舒緩頭痛、眼睛痠痛、喉嚨痛、肩頸腰背痛、經痛等，促進全身氣血循環，使身體放鬆，達到助眠的效果。

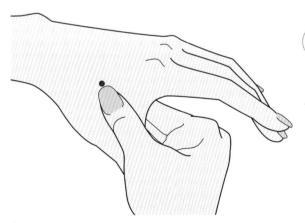

按摩方式▶

◀ 以大拇指按壓另一隻手的合谷穴，拇指指腹須朝第二掌骨的方向按壓，旋轉揉壓十五～三十次。

■ 三陰交穴

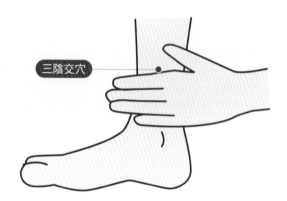

三陰交穴

穴位 三陰交穴位於小腿內側，腳踝尖上三寸、約四橫指寬，脛骨內側凹陷處。三陰指的是足太陰脾經、足厥陰肝經、足少陰腎經三條陰經，三陰交穴位於這三條經絡的交會處。

功效 三陰交穴對於生殖系統及消化系統的保健有良好的效果，按壓此穴可活血化淤，使氣血循環暢通，舒緩婦科、腸胃不適，使全身快速放鬆，提升睡眠品質。

(按摩方式▶)

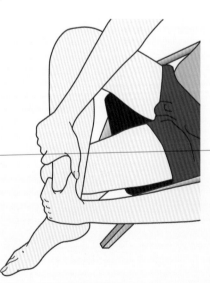

▶ 小腿盤於胸前，手掌心輕輕扶著小腿前側，以大拇指按壓此穴十五秒，或旋轉揉壓十五～三十次。雙手大拇指重疊一起按壓，能加強按壓力道。

■ 湧泉穴

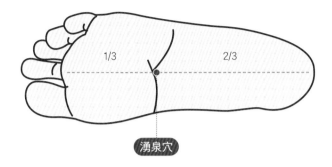

1/3　　　　2/3

湧泉穴

穴位 湧泉穴位於腳板底前1/3部分的正中凹陷處，是足少陰腎經的起始穴。

功效 改善身體疲勞痠痛、手腳冰冷、腿部水腫或痠麻，促進全身氣血循環，加速排毒功能，使身心放鬆，幫助入睡。

按摩方式▶

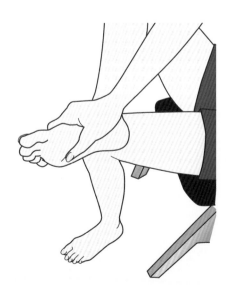

▶ 小腿盤於胸前，手掌心輕輕扶著腳掌前側，以大拇指按壓此穴十五秒，或旋轉揉壓十五〜三十次。雙手大拇指重疊一起按壓，能加強按壓力道。

手部痠麻，
動一動會更好

　　板機手、媽媽手、電腦手、網球肘，這些毛病顧名思義，不難理解是手臂某部分肌肉使用過度，長期累積疲勞所引起的症狀。出現這些問題時，我們通常會選擇先忍一忍，等到真的受不了了再去看醫生。其實，以中醫經絡的觀點來看，就是氣血循環不良，累積了許多氣結，若置之不理，也可能引發手麻，或整個肩膀跟著痠痛起來。

　　因此，只要一有痠痛，若是能立即做一些拉筋操，並針對氣結的穴點加以按摩疏通，輔以熱敷、泡澡、多休息，初期的不適感一般都能很快獲得緩解，不致於造成長期的疼痛而須服藥就醫。本章動作帶你快速緩解手臂痠痛，若察覺到當天肌肉使用過度而有痠痛感時，留一點時間，好好跟身體對話吧！

手掌開合運動

小手臂有許多小肌肉，當我們做敲鍵盤、按滑鼠等細微手指動作時，便頻繁使用這些小肌肉，這個動作可伸展這些細小肌肉，使所有牽動手指的小肌肉均衡的得到運動，避免重複使用特定肌肉，造成肌肉過度疲勞。伸展後可再配合按摩，以達到更好的放鬆及減緩痠痛的效果。

手指盡力張到最大

1 雙手向前伸直，手掌用力張開，指頭朝上，停留十秒。

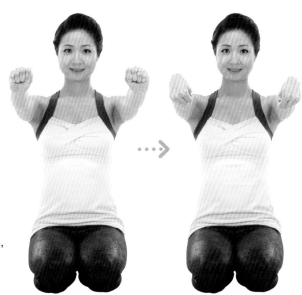

2 握緊拳頭往下壓，停留十秒。

停留時間▶Step 1和Step 2，反覆五～八次。

還原動作▶動作完成後，甩一甩手，使肌肉放鬆。

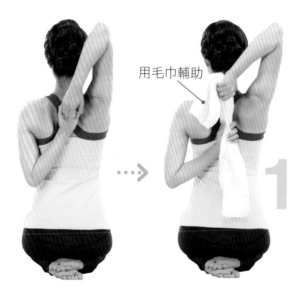

雙手背後互握操

這個動作不但對手臂的伸展有良好的效果,對於肩關節的保健也非常有幫助。停留在上方的手臂,大手臂內側伸展比較多,疏通心經、肺經、心包經;停留在下方的手臂,則較多小手臂及大手臂外側的伸展,疏通大腸經、三焦經、小腸經。

用毛巾輔助

1 右手向上舉起後向下彎曲,左手則從下方往上彎曲,雙手手掌在背後互握。(若無法相握,可拉著毛巾來輔助。)

2 下巴微抬往上方看,使頭枕著大手臂,讓大手臂繼續往後擴開。

3 換左手在上,右手在下,做相同的動作。

停留時間▶停留五次深長的呼吸,約三十秒。

還原動作▶吸氣慢慢鬆開雙手,甩一甩手臂。

胸前直臂伸展操

當我們搬運重物，或提東西提太久時，大手臂就容易痠痛，這個動作可達到伸展放鬆的功效，疏通大手臂外側的大腸經、三焦經、小腸經。

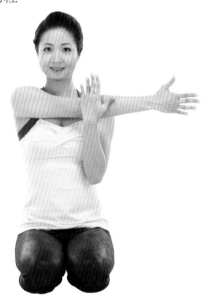

1 右手伸直平舉於胸前，手掌朝向自己。左手掌扶著手肘往身體的方向壓。

停留時間 ▶ 停留五次深長的呼吸後，換邊做相同動作。

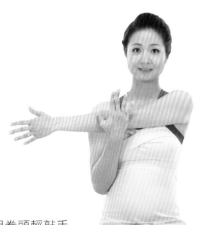

2 換邊做相同動作。

還原動作 ▶ 兩邊皆完成後，用拳頭輕敲手臂，放鬆剛剛伸展的部位。

鳩式

做這個動作時會感覺整隻手臂痠痠麻麻的，表示手臂上三條陰經和三條陽經開始運行，促進整個手臂的血液循環，疏通氣瘀的部位。

Point

這個動作稍有難度，建議前面三個動作都完成後，再練習此動作。

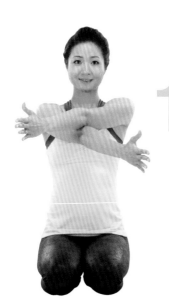

1 雙手向前伸直，右手在下，左手在上，掌心朝外，讓手肘上下交疊。

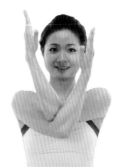

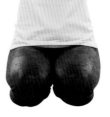

2 雙手小手臂同時向上彎曲，使掌心相對。

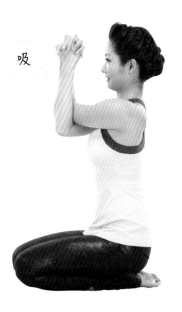

吸

3 手掌交握。若無法相
握，則握住手腕即可，
吸氣預備。

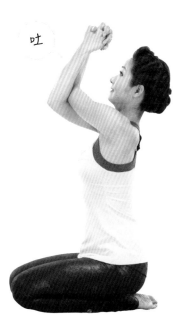

吐

4 吐氣時，將雙手一起往上提
起到最盡力的位置。

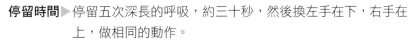

停留時間▶ 停留五次深長的呼吸，約三十秒，然後換左手在下，右手在
上，做相同的動作。

還原動作▶ 吸氣時，將雙手輕輕放下。吐氣時，甩一甩手，捶一捶伸展
手臂後痠痠的位置。

　　相較於其他的部位，手臂上的穴點比較容易找到，尤其如果手部感到痠麻時，按壓以下所介紹的四個穴道，一定感到特別痠痛。只要用大拇指輕輕向內按壓，或繞小圈圈揉一揉，就能感覺到手臂內的氣血流通變得順暢許多，手麻也能隨著減緩！

■ 曲池穴

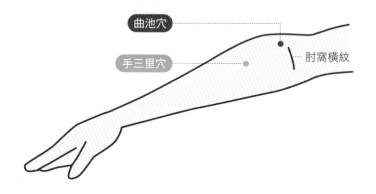

曲池穴　　　　　肘窩橫紋

手三里穴

穴位 彎曲手肘，曲池穴位於手肘外側的肘窩橫紋盡頭。屬心經。

功效 緩解手臂或手指酸麻、肩膀痠痛，改善網球肘、高爾夫球肘所產生的疼痛症狀。

按摩方式▶

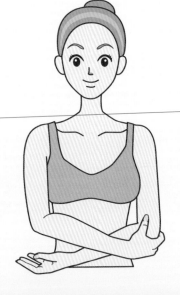

▶ 曲肘，手掌平放於胸前，掌心朝向自己，另一隻手掌環抱小手臂，以大拇指按壓此穴十五秒，或以繞圈的方式，搓揉十五～三十次。

■ 手三里穴

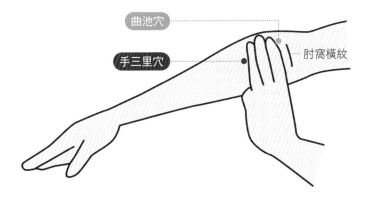

曲池穴

手三里穴

肘窩橫紋

穴位 找到曲池穴後，往下二寸，約三橫指寬的位置就是手三里。屬心經。

功效 改善板機手或因長期使用滑鼠和鍵盤所引發的手臂、手指痠麻，對於扭傷所引起的疼痛，也能有緩解及加速復原的效果。

按摩方式▶

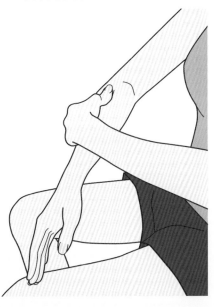

▶ 曲肘，手掌平放於胸前，掌心朝向自己，另一隻手掌環抱小手臂，以大拇指按壓此穴十五秒，或以繞圈的方式，搓揉十五～三十次。

■ 少海穴

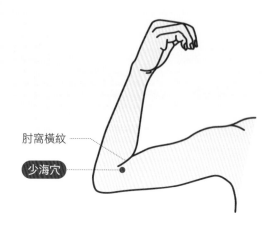

肘窩橫紋 ‥‥‥
少海穴 ‥‥‥‥

穴位 屈肘，少海穴位於肘窩橫紋內側端凹陷處。屬心經。

功效 緩解肘關節、手臂或手指痠麻疼痛，也能改善肩膀痠痛、心
悸、呼吸不順，幫助舒緩情緒。

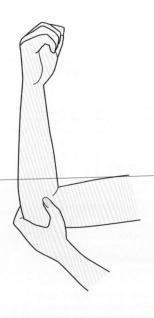

按摩方式▶

◀ 伸臂向前，手掌朝向自己，另一
隻手手掌輕拖肘關節，以大拇指
按壓此穴十五秒，或以旋轉按壓
的方式，搓揉十五～三十次。

◾ 尺澤穴

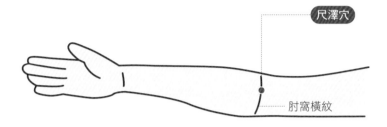

尺澤穴

肘窩橫紋

穴位 伸臂向前，手掌朝上，尺澤穴位於肘窩橫紋中間凹陷處。屬肺經。

功效 改善手肘、手臂痠麻疼痛，舒緩咳嗽、氣喘、喉嚨痛等症狀。

按摩方式▶

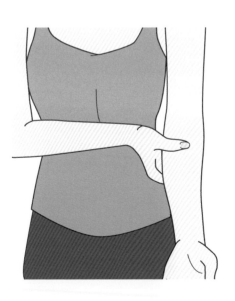

▶ 伸臂向前，手掌朝上，另一隻手手掌輕托肘關節，以大拇指按壓此穴十五秒，或以旋轉按壓的方式，搓揉十五～三十次。

告別腿部疲勞痠麻，
找回勻稱美腿

　　久站、久坐，腿部血液循環不良，會令人感到腿部腫脹痠麻；而長時間走路或運動過後，則是因肌肉收縮過度所產生的疲勞痠痛。日常生活作息中，腿部必須時時負擔著身體的重量，的確扮演著辛苦的角色，非常需要我們每天好好疼惜一下雙腿，拉拉筋、按按摩，即時舒緩當日的疲憊，隔日，雙腿又能恢復活力；但若是我們忙得沒空好好照顧它們，那麼日復一日的累積，便可能造成腿部肌肉粗大腫脹、蘿蔔腿、水腫、腿麻、疼痛等症狀。

　　接下來的四個動作，分別針對腿部前側、後側、內側及外側來安排，全面伸展放鬆腿部肌肉、緩解不適、雕塑腿部線條。每天睡前拉一拉腿筋，更能促進上半身及下半身的氣血互流，啟動身體自癒力，提升睡眠品質。

腿後側伸展操

　　腿後側主要經絡是膀胱經，膀胱經是人體最大的排毒通道，這個舉腿動作能使更多的氣血流入，有效疏通膀胱經。做完動作後，不但會覺得腿部痠痛的感覺消失，腰部的疲勞也能舒緩許多。除此之外，膀胱經與腎經相表裡，因此經常拉拉腿後側的筋，對於腎功能的保養也很有幫助。

1 從躺姿開始，左腳平貼於地，拿一條毛巾套住右腳足弓，雙手分別握住毛巾的兩端，吸氣預備。

腳尖朝上

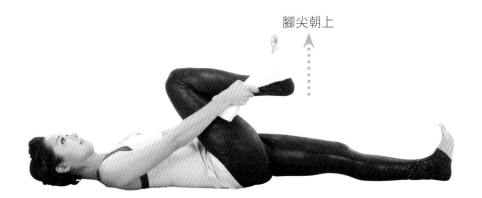

2 吐氣時，輕輕拉著毛巾，帶動右腳向上伸直，腳跟朝向天花板，再慢慢拉著腳，儘量靠近自己的上半身，直到腿後側感到痠痠麻麻的。

停留時間▶保持五～八次深長的呼吸，約停留三十秒。若腿部處於比較疲勞的狀態，停留時間可加長，待痠麻感逐漸消失。

還原動作▶吸氣時，把腳輕輕放下。吐氣時，踢一踢、動一動雙腳。

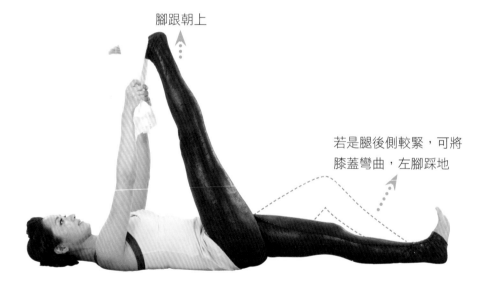

腳跟朝上

若是腿後側較緊，可將膝蓋彎曲，左腳踩地

3 換腳做相同動作。接下來三個動作，同樣可依自己的狀況，增加停留時間。

腿外側伸展操

　　這個動作能有效的疏通膽經。膽經與肝經相表裡，與人體的免疫系統有關，久坐辦公室又鮮少運動的人，肝經、膽經氣血循環不良，長久下來使得免疫力下降，身體問題開始層出不窮。只要能經常做這個動作，保持膽經的暢通，不但能紓解腰痠腿麻，更是保持健康活力的好方法！

1 延續上一個動作至 Step 2，膝蓋向外彎曲。

2 吸氣預備。吐氣時，將腳跟儘量往頭部的方向拉，直到腿部外側感到痠緊，無法再繼續。

停留時間▶保持五～八次深長的呼吸，約停留三十秒。

還原動作▶吸氣時，先回到Step 1，再輕輕把腳放下，踢一踢、動一動，再換邊做相同動作。

往頭部方向拉

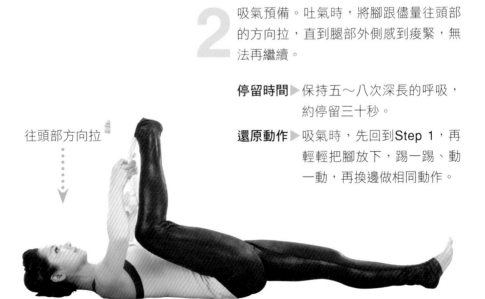

大腿外側及腳踝伸展操

　　腿部痠麻，臀部外側環跳穴的周圍常常是起始點，盤腿動作針對這個部位進行伸展，從根本舒緩不適，同時腳踝丘墟穴的周圍得到伸展，消除腳掌、腳底的疲勞。

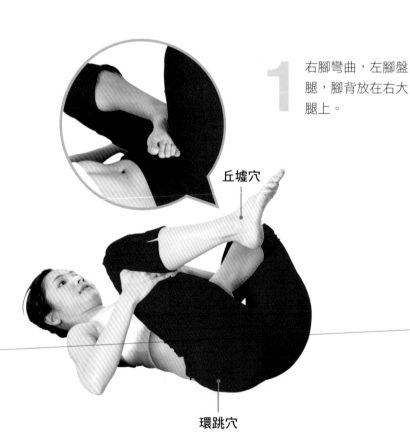

1 右腳彎曲，左腳盤腿，腳背放在右大腿上。

丘墟穴

環跳穴

2 雙手抱住右大腿後側，將腳儘量往身體的方向拉，此時會感覺到
左臀部及大腿的外側痠痠麻麻的。

停留時間▶保持五～八次深長的呼吸，約停留三十秒後再換腳。

還原動作▶動作完成後，將雙腿伸直放鬆，踢一踢、動一動，然
後休息一下，將注意力放在腿部，享受氣血加速流動
所帶來的舒適感。

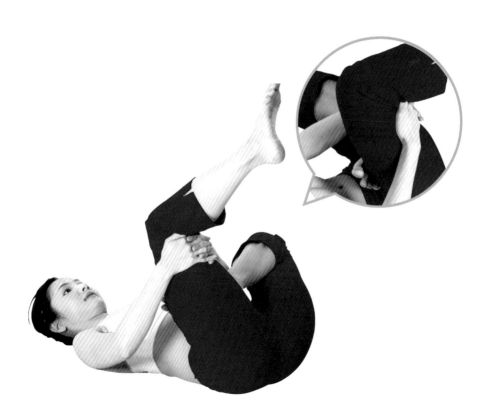

腿內側伸展操

　　腿內側有腎經和肝經，當我們把雙腿張開，大腿內側會有痠脹緊繃感，這個部位就是肝腎經循行路線。經常做劈腿動作，可調養肝腎功能，對男女生殖系統有很大的幫助，如婦女病引起的下腹痛、生理痛，以及男性的精力問題，都可透過疏通腎經和肝經而得到改善。

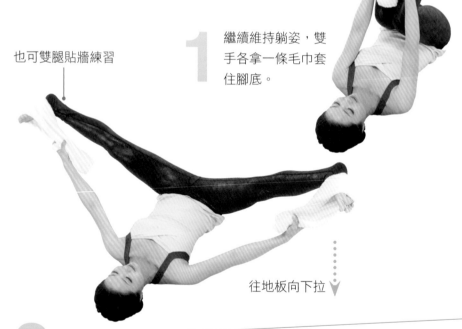

也可雙腿貼牆練習

1 繼續維持躺姿，雙手各拿一條毛巾套住腳底。

往地板向下拉

2 吸氣時，先將腳向上伸直；吐氣時，將腳由內往外拉，直到無法繼續為止，感覺鼠蹊內側伸展開來，全身都儘量放鬆。

　　停留時間▶停留五～八次深長的呼吸，約三十秒。

　　還原動作▶吸氣時，先回到Step 1，再輕輕把腳放下，踢一踢、動一動，放鬆雙腿。

　　拉拉腿筋之後，雙腿一定放鬆了不少，但若要完全消除痠痛疲勞，可搭配腿部幾個穴道的按摩來加強效果！因為腿部的穴點感覺上比較深一些，可以同時使用雙手的大拇指一起按壓，力道才會足夠。

▨ 血海穴

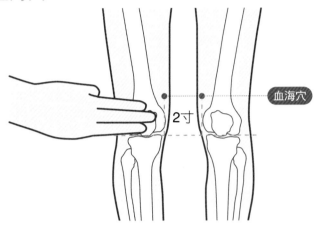

穴位 膝蓋骨內側上方二寸，約三橫指寬的肌肉隆起處。屬脾經。

功效 減緩膝蓋、腿部痠痛和疲勞，對於腰痠也能有緩解的作用。可有效促進下半身氣血循環，強化腿部的力量。

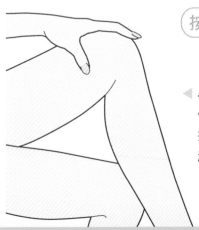

按摩方式▶

◀ 小腿盤於膝上，手掌心輕輕扶著小腿前側，以大拇指按壓此穴十五秒，或旋轉揉壓十五～三十次。雙手大拇指重疊一起按壓，能加強按壓力道。

■ 陽陵泉穴

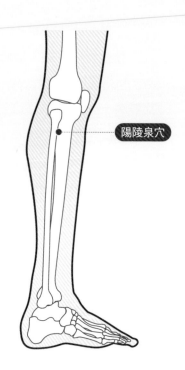

陽陵泉穴

穴位 陽陵泉穴位於小腿外側，膝蓋斜下方約二寸，腓骨頭前下方凹陷處。屬膽經。

功效 緩解膝蓋疼痛，腿部腫脹、痠痛，減少腿部抽筋的發生；促進全身氣血循環，強化肝膽排毒功能。

(按摩方式 ▶)

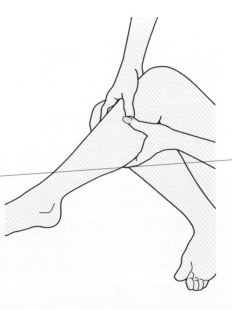

▶ 腳掌平採地面，輕鬆曲膝於胸前，另一側的手掌輕扶小腿內側，以大拇指向脛骨的方向按壓此穴十五秒，或以旋轉繞圈的方式，揉壓十五～三十次。雙手大拇指重疊一起按摩，能加強按壓力道。

▨ 陰陵泉穴

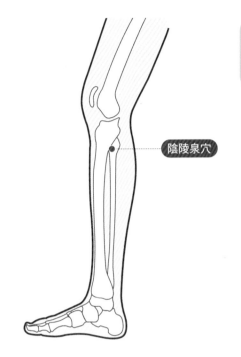

陰陵泉穴

穴位 陰陵泉穴位膝蓋內側凸骨下
方，脛骨內緣凹陷處。屬脾
經。

功效 改善因久坐或久站而引起的
循環不良，幫助消除下半身
水腫，舒緩腿部疲勞痠痛。

按摩方式▶

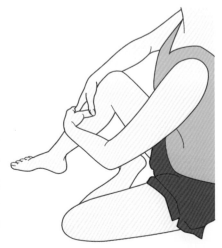

▶ 腳掌平採地面，輕鬆曲膝於胸
前，另一側的手掌輕扶小腿前
側，以大拇指向脛骨內緣的方
向按壓此穴十五秒，或以旋轉
繞圈的方式，揉壓十五～三十
次。雙手大拇指重疊一起按
摩，能加強按壓力道。

■足三里穴

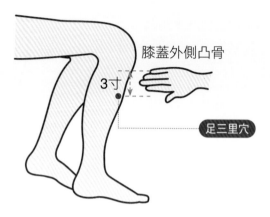

膝蓋外側凸骨

3寸

足三里穴

穴位 於膝蓋外側凸骨下三寸，約四橫指寬凹溝處。屬胃經。

功效 緩解腿部、膝蓋痠麻脹痛，強化脾胃功能、增強免疫力。

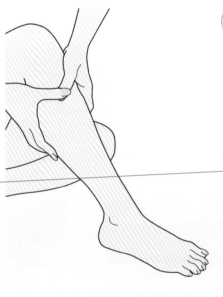

按摩方式▶

◀ 腳掌平採地面，輕鬆曲膝於胸
前， 另一側的手掌輕扶小腿內
側，以大拇指向脛骨的方向按
壓此穴十五秒，或以旋轉繞圈
的方式，揉壓十五～三十次。
雙手大拇指重疊一起按摩，能
加強按壓力道。

有問必答

經絡按摩拉筋操的問題，
一次解決

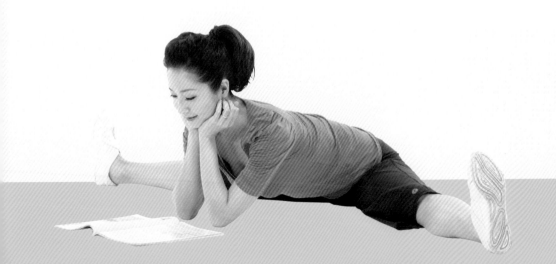

Q ‖ 我很少做運動，也沒做過任何瑜伽，筋很硬，可以做拉筋操嗎？

本書所介紹的拉筋操非常適合沒時間進行規律運動，且未接觸過瑜伽運動的讀者，每一個動作都可以利用零碎時間輕鬆上手，沒有時間及空間的限制，更沒有族群限制，愈是感覺到身體僵硬的人，愈是要趕緊開始做拉筋操。只要有心想開始活動活動筋骨，讓身體更舒暢有活力，就可以隨時隨地跟著書中的內容，一起加入運動的行列！

Q ‖ 膝蓋或腰部曾經受過傷，可以做拉筋操嗎？

許多人以為受過傷，就應減少活動，其實愈是不動，愈容易讓受過傷的部位退化，導致愈來愈不舒服，即使治癒了也容易復發，這就是為什麼受了傷，需要不斷復健的緣故。

腰部曾受傷的人，應該持續強化核心肌群力量，並保持脊椎的柔軟度，才能使脊椎恢復健康；而膝蓋受過傷的人，必須鍛鍊腿部肌肉力量以保護膝關節，使膝關節於日常生活中免於承受過多的壓力。

此書所介紹的拉筋操，皆是非常和緩的動作，即使是受過傷的人，也能慢慢循序漸進的跟著練習，是非常好的復健運動。但若是剛剛受傷，或者是急性傷害，則必須就醫並詢問醫師，有哪些動作需要暫時避免，等待疼痛減緩，再開始恢復正規運動。

Q ‖ 天天做可以變瘦嗎？

拉筋操能有效雕塑身體的線條，因為透過拉筋，我們可以有效改善體態，矯正彎腰駝背的姿勢。許多人以為肩膀變厚，小腹微凸，手臂、上背和腹部囤積鬆垮的贅肉，是天生遺傳或是老化的正常現象，這是錯誤觀念。只要多多運動伸展，使脊椎回歸到正確的排列上，體態改變了，坐姿站姿正確了，身體上的肌肉回歸正軌，贅肉也能慢慢減少，看起來自然緊實而年輕。

另一方面，疏通經絡，減少淤滯腫脹，把粗大僵硬的肌肉放鬆舒展開來，也是拉筋操能幫助塑身很重要的因素，例如常拉腿筋，可避免蘿蔔腿；常伸展側腰部，可使腰部變得緊實，其他部位當然也有同樣的效果。想要阻止身材變形，重拾勻稱體態，起身拉筋做運動，就是邁向成功的第一步！

Q ‖ 有沒有不適合做拉筋操的人？

沒有！如此緩和而簡單的拉筋操，適合所有族群，即使是躺在病床上的人，也應該視自己的情況，適度拉拉筋，活動筋骨，免得愈躺愈僵硬，愈來愈沒有元氣。臥床病患的家屬或護理人員，常透過幫病患拉拉筋、按按摩，避免肌肉萎縮，功能退化，就是這個道理。所以，只要能動就要動，每一個人都可以從本書中，找到適合自己的動作，逐漸提升身體機能。

Q ‖ 做動作的時候有痠麻感，是正常的嗎？

這是非常正常的現象。動作過程中有痠麻感，表示氣血正在該部位加速運行，當痠麻感產生時，不要急著怕痛而停止動作，我們可以控制呼吸，使呼吸緩慢而規律，透過正確的呼吸法，幫助肌肉放鬆，大約做五到八次呼吸後，痠麻感會慢慢減緩，代表經絡已逐漸疏通。

要特別注意的是，應避免過度勉強自己，如果拉筋時，感覺疼痛到無法控制好呼吸，就必須要減低運動強度，減少動作幅度。若是硬憋著氣來完成動作，反而會讓肌肉緊繃，不但無法達到疏經活絡的效果，更可能適得其反！讓身體處於放鬆的狀態進行拉筋伸展，是最重要的關鍵。

附錄

學員分享

在本書的最後，透過幾位學員的親身體驗分享，來重新回顧書中每一個階段的重點，包括課前準備篇、專屬動作篇以及實際應用篇。

當運動已經成為日常生活的習慣，與身體有了溝通連結之後，只要持之以恆、堅持抽空拉拉筋、做做伸展，就能看見自己都難以置信的改變，一天天成為更好的自己。

正念，深而長的呼吸

其實我之前就認識什麼是「正念」，但我卻沒有好好運用而有點遺忘它。在拉筋伸展的過程中，藉由正念、專注於自己的呼吸，把一口氣拉得深而漫長，身體也得到應有的平衡。在生活中，也能藉由正念治癒自己的身體。記得一次午後，肚子莫名劇烈疼痛，於是我躺下，想起了老師所教的正念靜心技巧，眼睛閉上，將專注力放到肚子上，感受一呼一吸之間的變化，漸漸的疼痛感也慢慢消失，相當有效！

學會調整呼吸

老師說過，拉筋操的重要基本原則之一，就是調整呼吸。每一次做拉筋伸展操時，感受深長穩定的呼吸節奏，都讓我覺得身體由內而外的在代謝排毒，整個人都神清氣爽了起來，也變得很放鬆！最記得有一次，我因為緊張而失眠，想到可以運用老師所教的深長呼吸來放鬆身體，結果沒多久就睡著了！真的很開心自己能習得這個技能！

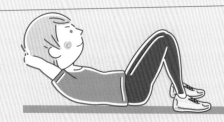

呼吸原來這麼重要

過去在重訓時，無法感受到呼吸的重要性，可能是我個性較急，加上如果教練在旁邊幫忙數拍子，也容易忘記「吸」和「吐」。但因為在上課時，老師特別要我們練習呼吸，我才意識到呼吸對於任何運動的重要性，尤其拉筋伸展是透過感受自己的身體去運動，在一吸一吐的過程中，運動者可以清楚覺察到自己正在運用哪個部位的肌肉，我覺得這遠比做什麼運動還要重要，因為唯有正確運用自己的身體，並配合順暢的呼吸去運動，才可以有效運動，否則都是徒勞無功。

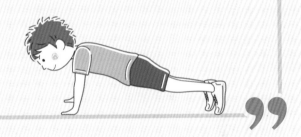

在 **Part 2** 課前準備篇，我們介紹了四個〈做對經絡按摩拉筋操的基本原則〉，在上述的分享中，學員提到呼吸和放鬆的影響力，除了能將專注力拉回當下之外，也能更清楚覺知身體在每一個動作間的變化。你也學會了嗎？（詳細內容，請回到 **P60**。）

注意站姿就能瘦小腿

如果沒有聽老師說明，我都不知道自己的脊椎對體態影響那麼深。我也開始了解，為什麼動作教學時，老師一再強調的拉長脊椎多麼重要。現在我每天站著的時候，都會提醒自己抬頭挺胸，讓骨盆回到原位。看到自己的小腹確實有變小，感到很驚喜。

在生活中，有意識的調整自己的體態

老師在教學的過程中，時常提醒我們要穩定核心，放鬆肩胛骨，而這個習慣已經影響了我的日常生活，在骨盆前傾以及駝背方面都有很大的改善。

改善駝背，減少贅肉

經過老師指導後，我在平時站立時，會下意識讓骨盆回正，改善了長久以來的假胯寬問題；久坐時，也會警惕自己不要駝背。良好的姿勢減輕了我腰痠背痛的情況，真是太棒了！

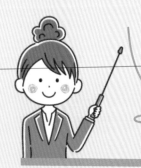

〈做對經絡按摩拉筋操的基本原則〉的第四個原則：保持脊椎良好排列，成為了學員在生活中，隨時隨地注重體態的好習慣。希望你也可以透過調整脊椎，改善因姿勢不良帶來的不適。（詳細內容，請回到 **P63**。）

適時的放鬆，工作效率加倍

我是一個工作狂，每當我坐在電腦前面開始工作，幾乎就不太會離開椅子，站起來休息。只要遇到卡住的地方，就會心情煩躁的埋頭苦幹，做完工作才會覺得肩膀、脖子很痠。經過老師指導後，我了解到放鬆對身體跟心理的重要性，懂得偶爾要站起來喝水、走動、伸展一下身體，也調適一下緊繃的心情，我發現工作效率因此大幅提升，花時間休息，反而能提早完成任務，可說是事半功倍。

更喜歡自己

我漸漸領略到拉筋伸展的美麗，也學習到了很多核心訓練、修飾線條的動作，接下來我也會持續做，讓自己的體態變得更緊實、更勻稱好看，努力矯正自己的長短腿、肋骨外翻、假胯寬、膝超伸等問題。

更美、更健康、更自信

老師在上課中提到瘦腿、瘦身、核心訓練等技巧，都可以應用在我們的日常生活當中，當自己真的想調整體型時就能用得上。保持好的體態除了是一種美，也是為了生活的健康，會讓人更有自信。有些簡單、優美的動作，甚至還可以成為旅遊中的打卡動作喔！

在 **Part 3** 專屬動作篇，針對每一個不同族群設計了八個經絡按摩拉筋操，並說明動作編排重點。在學員的分享中，可看到因久坐而出現不適，或者想要雕塑身體線條的人，都能透過簡單的拉筋伸展動作達到目標。（詳細內容，請回到 **P66**、**P71**、**P95**。）

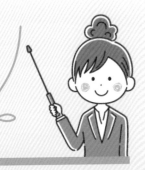

認識經絡，適時放下身上的重擔

一直以來，我對經絡很感興趣，但也都僅止於基本穴位及刮痧，從未想過拉拉手指及手腕這些小動作，也能放鬆頸椎。現在，每天早上做兩輪手指拉伸，喚醒頸椎已經成了我的例行公事。另外，因為疫情關係待在家中，深深感受到肩頸的不適，透過的肩頸伸展操，有效的放下身上的重擔，也讓肩頸達到前所未有的舒緩。

改善困擾已久的
肩頸痠痛

自己壓力大的時候，肩頸會特別僵硬，透過做拉筋操讓自己舒緩很多。不僅如此，我還拉著媽媽一起做，改善長期工作的辛勞。在防疫期間，用電子產品的時間很長，有空就做拉筋操，真的會改善很多！

時時覺察
自己的身體

過去有時會自己練習棒式，以為自己做的姿勢是正確的，經過老師調整後，才發現自己姿勢上的錯誤，沒有正確使用核心的力量。以往，我都使用肩頸的力量，導致經常肩頸痠痛，現在我會時常去察覺身體的變化，感到不適時盡快調整。

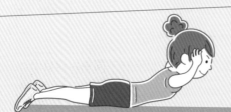

適時放鬆身心靈，提升睡眠品質

每次伸展過後，感覺到身體變得更輕盈、放鬆，讓煩躁不安的情緒穩定下來，也有助於提升睡眠品質。

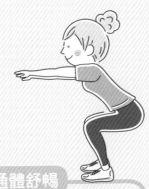

養成睡前拉筋伸展的習慣，通體舒暢

因為以前習慣晚睡，後來開始調整作息後經常失眠，原本只是想改善背部太緊繃的問題，但沒想到伸展完覺得意猶未盡，又做了其他幾式，覺得通體舒暢，並且很快就可以入睡，也很少做夢，所以也養成了睡前一定要拉筋伸展的習慣。只要每天堅持做下來，這些動作就不再這麼困難和疫痛了。

在 **Part 4** 實踐應用篇，針對十個常見的現代文明病，分別設計了四個簡單易學的經絡按摩拉筋操，加上速效穴道按摩，動一動、按一按，不適感很快就會消失。不論是肩頸、下背痛、情緒問題或失眠，都可迎刃而解。更重要的是，當你在做這些動作時，一定要溫和且放鬆的與自己的身體溝通互動，才能事半功倍喔！（詳細內容，請回到 P128、P179、P191。）

人體經絡瑜伽
（第 2 版）

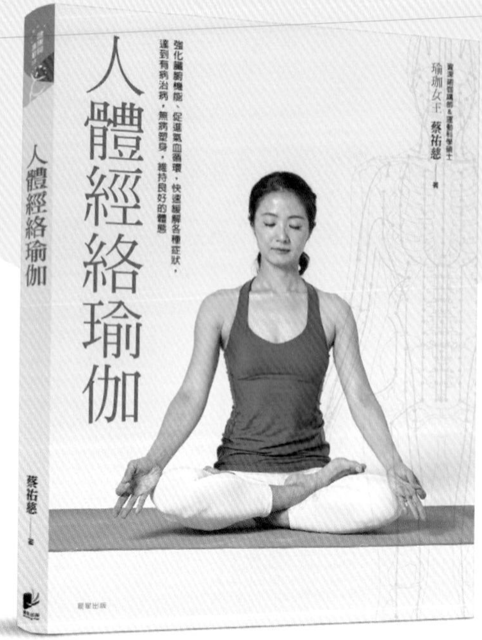

資深瑜伽講師 & 運動科學碩士

瑜伽女王　**蔡祐慈**　著

- 七天經絡瑜伽：跟著做每天都新鮮讓你週週保健養身
  ——適合初學者、有基礎學員、進階者的一週課程

- 天天有「經絡瑜珈」：只用十分鐘，保持一天滿滿好活力
  —— 晨起十分鐘甦醒操
  —— 睡前十分鐘放鬆助眠操
  —— 辦公室十分鐘肩頸解壓操

健康與運動

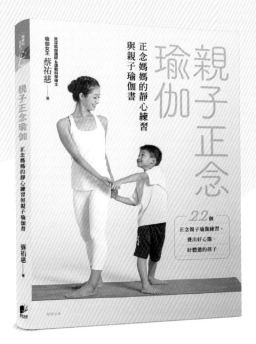

親子正念瑜伽

正念媽媽的靜心練習與親子瑜伽書

資深瑜伽講師 & 運動科學碩士

瑜伽女王　**蔡祐慈**　著

- 全彩照片示範 22 個親子瑜伽練習
  ——引導式發想、動作特徵、動作步驟、動作功效、注意事項等皆有詳細解說，簡單易懂，輕鬆上手。

- 超實用親子靜心練
  ——針對孩子情緒管理、提高專注力、學習感恩、安定身心等學習，提供適用不同情境，循序漸進的指導語協助練習。

- 小學教學現場操作經驗 + 專業瑜伽教學經歷 + 日常生活運用實證
  ——簡單有趣、沒有難度，只要五分鐘，在家就能做的正念親子瑜伽。

健康與運動

國家圖書館出版品預行編目資料

經絡按摩拉筋操：伸展拉筋＋穴位按摩，改善痠痛立即有效／蔡
祐慈著.——初版.——臺中市：晨星出版有限公司，2022.07
　　面；公分.——（健康與運動；37）

ISBN 978-626-320-180-4（平裝）

1. 瑜伽　2. 經絡　3. 按摩

411.15　　　　　　　　　　　　　　　　　111008416

健康與運動 37

經絡按摩拉筋操
伸展拉筋＋穴位按摩，改善痠痛立即有效

可至線上填回函！

作者	蔡祐慈
主編	莊雅琦
執行編輯	洪　絹
校對	洪　絹
網路編輯	黃嘉儀
封面設計	王大可
美術編排	林姿秀

創辦人	陳銘民
發行所	晨星出版有限公司 407台中市西屯區工業30路1號1樓 TEL：04-23595820　FAX：04-23550581 E-mail：service-taipei@morningstar.com.tw http://star.morningstar.com.tw 行政院新聞局局版台業字第2500號
法律顧問	陳思成律師
初版	西元2022年07月06日
再版	西元2023年09月20日（二刷）

讀者服務專線	TEL：02-23672044／04-23595819#212
讀者傳真專線	FAX：02-23635741／04-23595493
讀者專用信箱	service@morningstar.com.tw
網路書店	http://www.morningstar.com.tw
郵政劃撥	15060393（知己圖書股份有限公司）
印刷	上好印刷股份有限公司

定價 450 元
ISBN　978-626-320-180-4

蔡祐慈老師親授
經絡脈輪能量療癒
一對一課程

身體出現一直難以解決的痠痛？
或者好不容易好了卻反覆復發？
失眠難以入睡？
莫名的焦慮不安？
常感到無形的恐懼感？
無法感知快樂？
與家人朋友關係卡關？

以上的問題，多半是起因於心靈的創傷被印記在身體裡，
而這些限制性心念一直在無形中影響著我們的人際關係與健康，
透過經絡與脈輪的清理，能立即從根源解決問題。

看見傷痛就是療癒的開始，
讓我們一起學習釋放限制性心念，
用更輕盈的心和嶄新的視野體驗世界，
迎向「愛」和「喜悅」的豐盛人生。

一小時的課程中您將學會：

1. 穴點按摩：能量療癒，立解疼痛
2. 諮商對談：疼痛的根源來自何種心念及人生課題
3. 瑜珈運動處方：

   老師將帶領你進行瑜珈一對一體位法練習，針對疼痛部位清理疼痛相關的脈輪，學習帶得走的運動處方
4. 能量重置宣言：針對您個人的課題，學會重置能量的靈性宣言，設定新的心念迴路，真正從根源解決問題。
5. 另可預約頌缽經絡療癒課程

歡迎加入

[蔡祐慈老師經絡脈輪能量療癒學苑] 官方 Line@ 帳號：@ 320fmrdb

諮詢「經絡脈輪能量個人療癒課程」或「團體經絡瑜珈課程」